MIT KALENDARIUM, AUSSAATKALENDER UND MONDKALENDER

Durchs Jahr **2025** mit

KAFFEE ODER TEE

SWR»

GÄRTNERN UND GENIESSEN

Noch mehr Genuss, Kreativität und Tipps mit dem ARD-Buffet

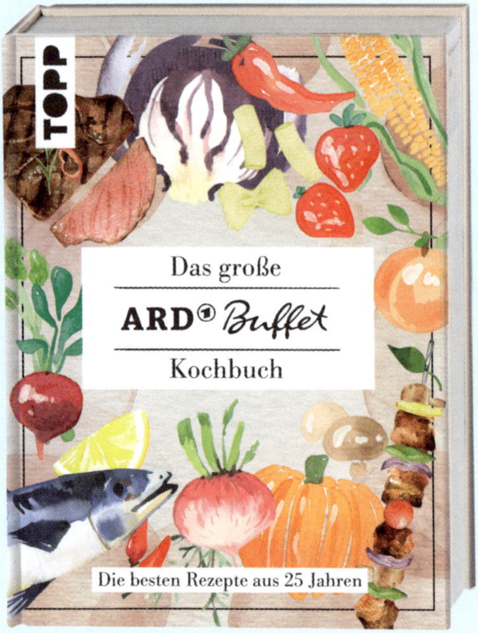

Leben und Genießen – seit 25 Jahren begrüßt das ARD-Buffet täglich um 12.15 Uhr bis zu eine Million begeisterte Zuschauer:innen. Im Mittelpunkt der unterhaltsamen Ratgebersendung im Ersten stehen – neben Hilfestellung im Alltag und kreativen Ideen – Koch- und Backrezepte. Der Fokus liegt dabei auf regionalen und saisonalen Zutaten. Die Köche und Köchinnen bereiten jedoch nicht nur Vorspeisen, Hauptspeisen und Desserts aus der Heimatküche zu, sondern führen auch an internationale Speisen heran. Die Spanne der Gerichte reicht von schnell bis ausgefallen, von vegan bis fleischhaltig und von süß bis herzhaft.

- Die besten Rezepte aus der beliebten TV-Sendung ARD-Buffet mit täglich bis zu 1 Million Zuschauern und Zuschauerinnen
- Umfangreiche und vielfältige Rezeptesammlung mit Gerichten passend zu den vier Jahreszeiten
- Mit Rückblick auf 25 Jahre Kochen im ARD-Buffet: die berühmtesten Köche und Köchinnen, die verschiedenen Trends und Themen im Laufe der Jahre, was hinter den Kulissen passiert

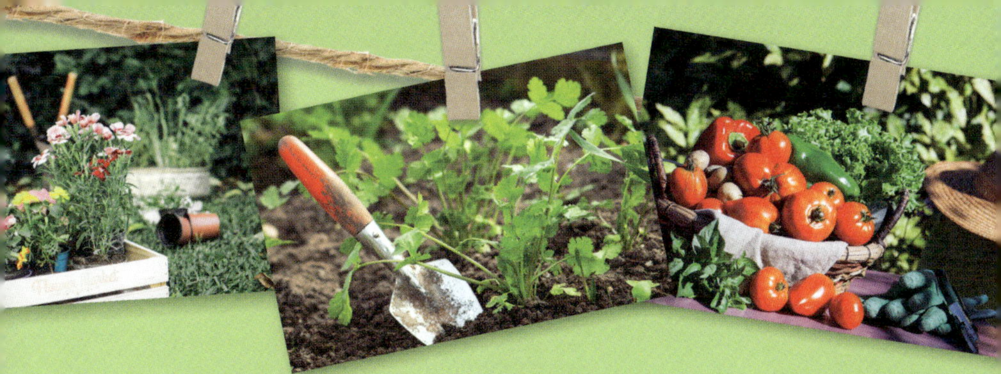

Dieses Buch gehört:

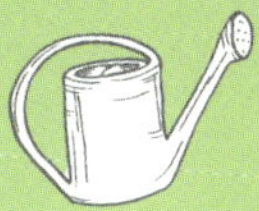

Name: ....

Adresse: ....

E-Mail: ....

Telefon: ....

Mobil: ....

Notfallkontakt: ....

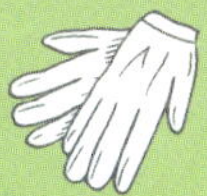

Gefunden? **Liebe Finderin, lieber Finder, dieses Kalenderbuch begleitet seine Besitzerin/seinen Besitzer mit tollen Gartenideen und leckeren Rezepten durch jeden Tag und wird sehr vermisst! Bitte helfen Sie dabei, es zu ihr/ihm zurückzubringen. Vielen Dank!**

Nichts wie raus in den Garten

Mit Kaffee oder Tee gelingt das Gärtnern

Der eigene Garten kann vieles sein: Kräuterbeet, Obstwiese, Wohlfühloase – oder doch ein Blumenmeer? Die Möglichkeiten, Ihren Garten zu gestalten, sind vielfältig. Die Experten und Expertinnen von Kaffee oder Tee begleiten Sie mit hilfreichen Tipps und Anregungen durch das Jahr und zeigen Ihnen, wie Sie mit ein wenig Geduld und der richtigen Pflege Ihren Garten zum Blühen bringen oder sich das ganze Jahr lang selbst mit frischem Obst, knackigem Gemüse oder aromatischen Kräutern versorgen können. Denn die eigene Ernte schmeckt doch immer noch am besten!

Mithilfe praktischer Übersichten erfahren Sie, welche Obst- und Gemüsesorten gerade Erntezeit haben, wann Sie welche Kräuterarten am besten einpflanzen und welche Pflanzensorten sich gut miteinander vertragen. Die aus der Fernsehsendung bekannten Experten und Expertinnen verraten Ihnen dazu, wie Sie Ihren Pflanzen zu jedem Saisonwechsel einen frischen Schnitt verpassen, wie Sie Ihre Gartenmöbel für die Saison bereit machen oder wie Sie die Tierwelt in Ihrem Garten optimal unterstützen können. Dabei werden selbst Ungeübte zu Selbstversorgenden und jeder noch so kleine Balkon erblüht in sattem Grün.

Ihre Ernte aus dem Garten können Sie anschließend direkt mithilfe der leckeren Rezepte in diesem Kalender verarbeiten. Aus dem eigenen Ertrag sowie regionalen und saisonalen Zutaten entstehen deftige Pfannengerichte, dampfende Aufläufe und köstliches Gebäck für jeden Anlass. Und auf der Kaffee-oder-Tee-Webseite, in der App und im täglichen Fernsehmagazin stehen Ihnen noch mehr Anregungen rund ums Gärtnern, Kochen, Backen und Selbermachen zur Verfügung. Viel Spaß im Garten!

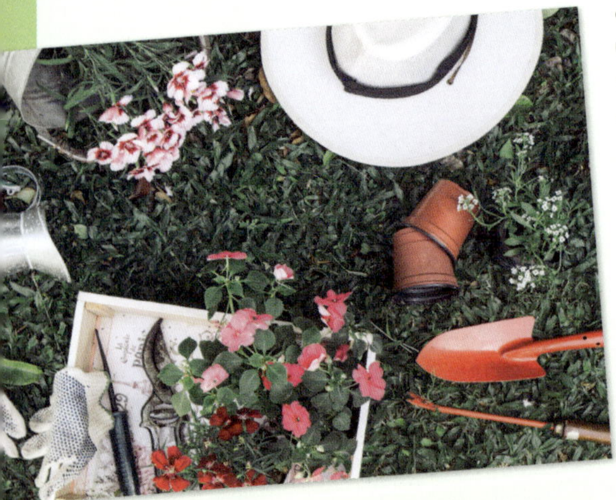

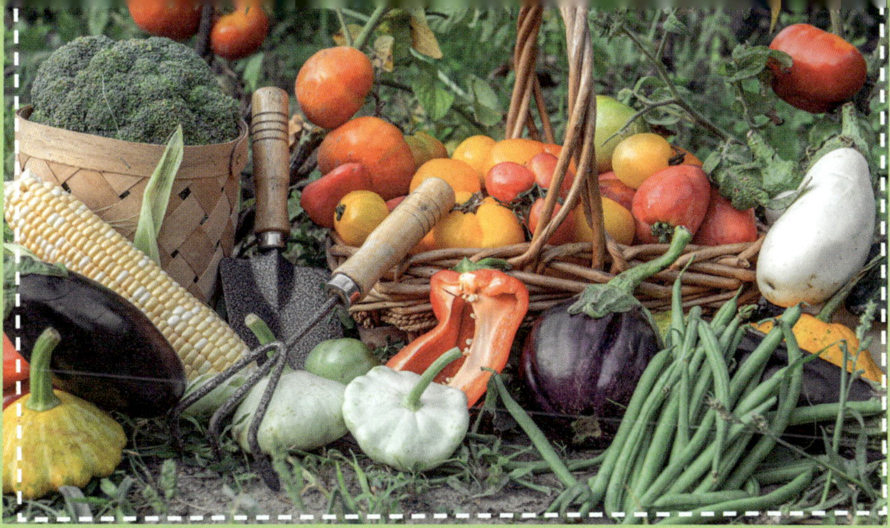

Unsere Saat- und Empfehlungsliste

Obst		Gemüse	
Apfel	Johannisbeere	Buschbohne	Radicchio
Birne	Kirsche	Butterkohl	Radieschen
Erdbeere	Kornelkirsche	Endivie	Rhabarber
Heidelbeere	Arguta-Kiwi	Kartoffel	Spinat
Herbst-himbeere	Tafeltraube	Kletter-Zucchini	Stangenbohne
		Kohlrabi	Stielmangold
		Kopfsalat	Tomate
		Kürbis	Zuckerhut
		Pastinake	

Tipps von den Gartenexperten und -expertinnen

Die besten Tipps für Ihren Garten: Heike Boomgaarden, Heiko Hübscher, James Foggin, Volker Kugel, Helmut Tränkle, Peter Berg, Eva Hofmann, Birgit Wonneberger, Werner Ollig und Carsten Weber begleiten Sie mit ihrem Wissen durchs Jahr.

Gartentagebuch führen

Viele verschiedene Faktoren haben Einfluss auf eine erfolgreiche Ernte und das darauffolgende Gartenjahr. Nutzen Sie das Kalendarium, um Wetter- und Temperatur-Aufzeichnungen zu machen und Boden- und Gießeinflüsse sowie andere Beobachtungen zu notieren. Jeder Garten ist individuell, genau wie Ihr Kalender. Welcher Standort hat sich bewährt? Wie viel Licht brauchen die Pflanzen und wann blühen sie? So können Sie über die Jahre wertvolles Wissen speichern.

Leckere Rezepte

Vom Garten in die Küche: Hier finden Sie leckere Rezepte zu jeder Jahreszeit. Die Köche und Köchinnen aus der Sendung Kaffee oder Tee inspirieren Sie jeden Monat zu neuen Gerichten aus regionalen und saisonalen Produkten, die unglaublich gut schmecken. Lassen Sie sich zum Nachmachen und Genießen anregen!

Bauernregel-Rätsel

Für jeden Monat gibt es die passende Bauernregel – für Sie als Rätsel zum Mitraten: Vervollständigen Sie den Reim. Die Lösung finden Sie am Monatsende. Ob man die gereimten Sätze beim Wort nehmen kann, ist umstritten, aber das Raten macht Spaß. Vielleicht treffen die Vorhersagen doch zu und helfen Ihnen bei der Gartenarbeit.

Kaffee oder Tee
Montag – Freitag
16.05 Uhr bis 18.00 Uhr
im SWR Fernsehen und SR

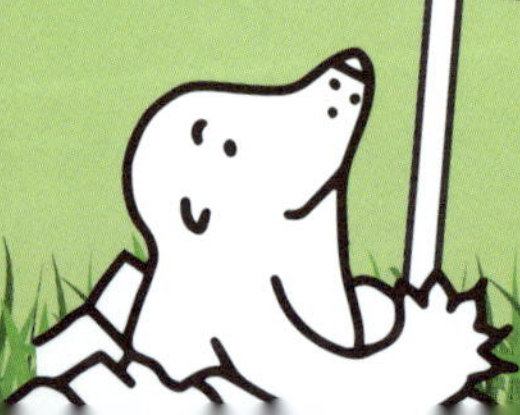

Mondkalender

- Neumond
- zunehmender Mond
- Vollmond
- abnehmender Mond

Inhalt

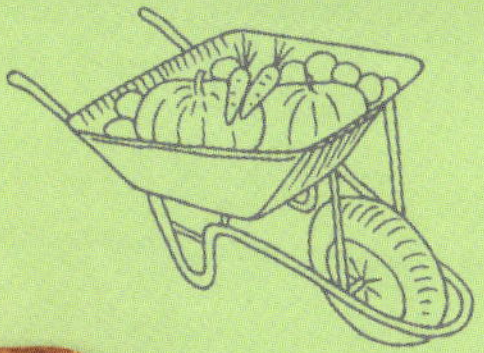

Jahresübersicht 2025

Januar

Mo	Di	Mi	Do	Fr	Sa	So
		1	2	3	4	5
6	7	8	9	10	11	12
13	14	15	16	17	18	19
20	21	22	23	24	25	26
27	28	29	30	31		

Februar

Mo	Di	Mi	Do	Fr	Sa	So
					1	2
3	4	5	6	7	8	9
10	11	12	13	14	15	16
17	18	19	20	21	22	23
24	25	26	27	28		

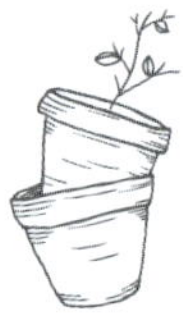

März

Mo	Di	Mi	Do	Fr	Sa	So
					1	2
3	4	5	6	7	8	9
10	11	12	13	14	15	16
17	18	19	20	21	22	23
24	25	26	27	28	29	30
31						

April

Mo	Di	Mi	Do	Fr	Sa	So
	1	2	3	4	5	6
7	8	9	10	11	12	13
14	15	16	17	18	19	20
21	22	23	24	25	26	27
28	29	30				

Mai

Mo	Di	Mi	Do	Fr	Sa	So
			1	2	3	4
5	6	7	8	9	10	11
12	13	14	15	16	17	18
19	20	21	22	23	24	25
26	27	28	29	30	31	

Juni

Mo	Di	Mi	Do	Fr	Sa	So
						1
2	3	4	5	6	7	8
9	10	11	12	13	14	15
16	17	18	19	20	21	22
23	24	25	26	27	28	29
30						

Juli

Mo	Di	Mi	Do	Fr	Sa	So
	1	2	3	4	5	6
7	8	9	10	11	12	13
14	15	16	17	18	19	20
21	22	23	24	25	26	27
28	29	30	31			

August

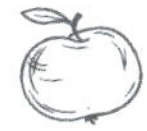

Mo	Di	Mi	Do	Fr	Sa	So
				1	2	3
4	5	6	7	8	9	10
11	12	13	14	15	16	17
18	19	20	21	22	23	24
25	26	27	28	29	30	31

September

Mo	Di	Mi	Do	Fr	Sa	So
1	2	3	4	5	6	7
8	9	10	11	12	13	14
15	16	17	18	19	20	21
22	23	24	25	26	27	28
29	30					

Oktober

Mo	Di	Mi	Do	Fr	Sa	So
		1	2	3	4	5
6	7	8	9	10	11	12
13	14	15	16	17	18	19
20	21	22	23	24	25	26
27	28	29	30	31		

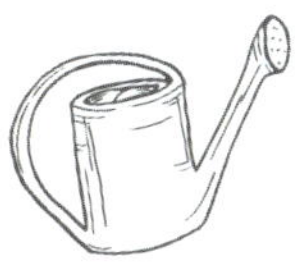

November

Mo	Di	Mi	Do	Fr	Sa	So
					1	2
3	4	5	6	7	8	9
10	11	12	13	14	15	16
17	18	19	20	21	22	23
24	25	26	27	28	29	30

Dezember

Mo	Di	Mi	Do	Fr	Sa	So
1	2	3	4	5	6	7
8	9	10	11	12	13	14
15	16	17	18	19	20	21
22	23	24	25	26	27	28
29	30	31				

Aussaatkalender

Gemüse	Anzucht	Direktsaat Freiland	Ernte
Aubergine	März–April (unter Glas)	–	ab Anfang August
Brokkoli	Ende März–Anfang Juli	–	nach 2–3 Monaten
Erbse	–	März–Juni	nach 2–3 Monaten
Grünkohl	Anfang Mai–Ende Juni	–	ab Ende Oktober
Knoblauch	–	–	Oktober–Januar
Kohlrabi frühe, späte	ab Anfang März, April–Juni	–	nach 2–3 Monaten
Kürbis	ab Mitte April	ab Mitte Mai	ab Ende August
Möhre frühe, späte	–	März–Juli, Mai–Juli	nach 3–4 Monaten
Paprika	März–April	–	Juli–August
Radieschen	–	Februar–August	April–September
Rhabarber	–	–	April–Juni

Gemüse	Anzucht	Direktsaat Freiland	Ernte
Rosenkohl	März–April	–	Oktober–Februar
Salatgurke	–	ab Mitte Mai	Juni–September
Spargel, grün	–	–	Mai–Juni
Spinat frühe, späte	–	März–April, August–September	Mai–Juni, September–Oktober
Tomate	März–April	–	August–Oktober
Zucchini	ab Anfang April	ab Mitte Mai	ab Anfang Juli
Zwiebel	–	März–April	Juli–Oktober

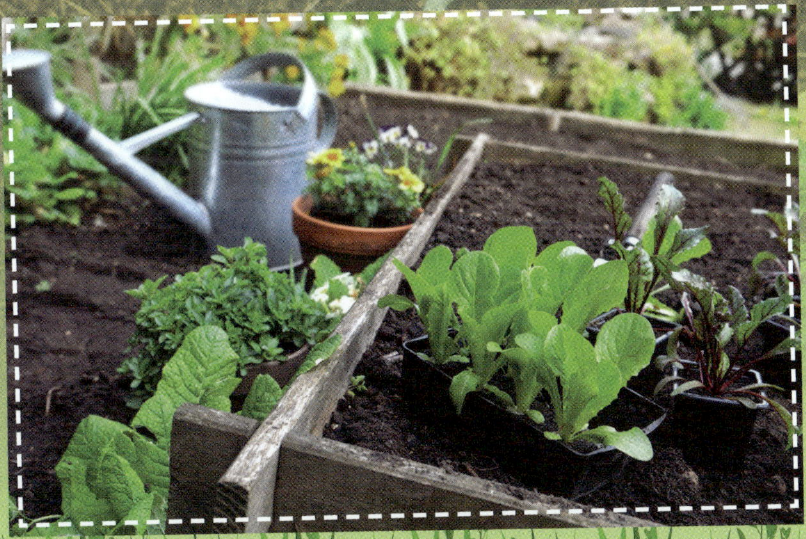

Aussaatkalender

Kräuter	Anzucht	Direktsaat Freiland	Ernte
Bärlauch	–	Anfang September–Ende Oktober	März–Juni
Basilikum	März–April	–	Juni–September
Kapuzinerkresse	–	April–Juni	ab Mai
Koriander	–	April/Mai	Mitte Juli–Ende August
Pfefferminze	–	–	Juni–Oktober
Schnittlauch	März/April	April oder August	Mai–November
Thymian	–	April–August	Mai–August

Salat	Anzucht	Direktsaat Freiland	Ernte
Endivie frühe, späte	April–Juni, Juni–Juli	–	Juli–August, September–November
Feldsalat	–	Juli–September	ab November
Kopfsalat	März–Juli	März–Juli	nach 2 Monaten

Obst	Anzucht	Pflanzung	Ernte
Brombeere	–	April/Mai oder Oktober/ November	August–Oktober
Erdbeere	–	Juli/August	Juni/Juli
Heidelbeere	–	März/April oder Oktober/ November	Juli–September
Holunder	–	Herbst/Frühjahr	August–Oktober
Johannisbeere	–	März/April oder Oktober/ November	Juli–August
Süßkirsche	–	Herbst/Frühjahr	Anfang Juni– Ende Juli

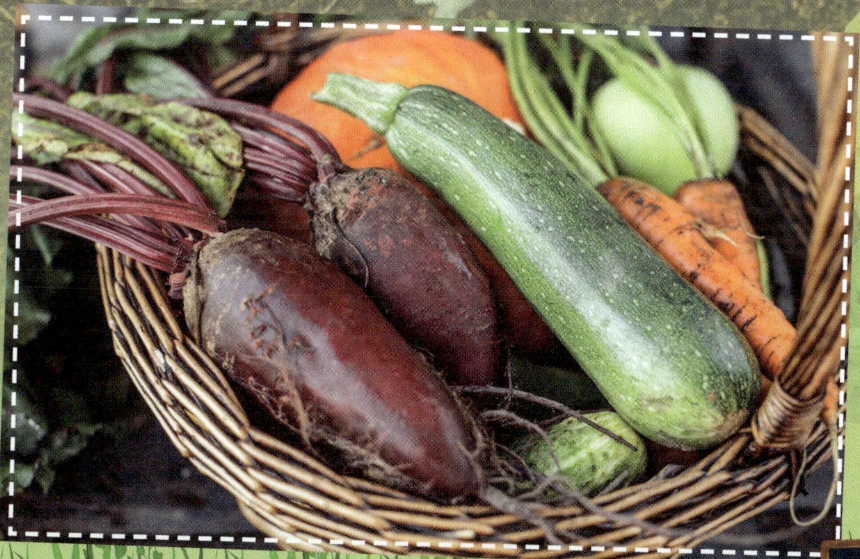

Auf gute Nachbarschaft

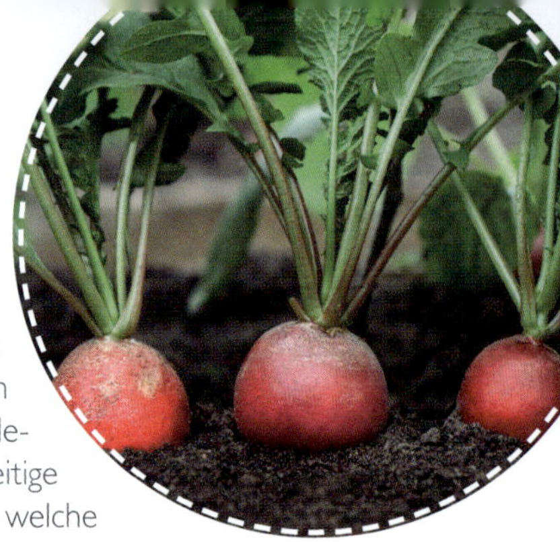

Nicht alle Pflanzen verstehen sich gut miteinander. Während manche Pflanzen sich gegenseitig in ihrem Ertrag und Wachstum einschränken, beeinflussen andere aufgrund ihrer Stoffwechselprodukte das gegenseitige Gedeihen positiv. Daher ist es wichtig zu wissen, welche Pflanzen nebeneinander gepflanzt werden können und welche nicht. Zum Beispiel fühlen sich Gurken neben Tomaten und Radieschen nicht wohl. Sie sollten lieber neben dem Kopfsalat angesiedelt werden. Es ist sinnvoll, Nutzpflanzen in Mischkulturen anzupflanzen, um die Vorteile guter Nachbarschaft zu nutzen. Unter Mischkultur versteht man den systematischen Anbau von Pflanzen. Indem die Pflanzen in Reihe angesiedelt werden, lässt sich die Gartenfläche optimal nutzen und die Pflanzen begünstigen sich gegenseitig in ihrem Wachstum.

	Gute Nachbarn	Schlechte Nachbarn
Aubergine	Kohlgewächse, Kohlrabi, Kopfsalat, Lauch, Möhre, Petersilie, Sellerie, Spinat	Erbse, Fenchel, Gurke, Kartoffel
Bohne	Bohnenkraut, Erdbeere, Gurke, Kopfsalat, Mangold, Radieschen, Spinat, Zucchini	Erbse, Fenchel, Knoblauch, Lauch, Zwiebel
Fenchel	Erbse, Gurke, Kopfsalat, Radieschen, Schnittlauch, Spinat, Zwiebel	Bohne, Paprika, Tomate
Gurke	Bohne, Erbse, Fenchel, Knoblauch, Kopfsalat, Lauch, Sellerie, Zwiebel	Aubergine, Kartoffel, Radieschen, Tomate
Kartoffel	Bohne, Kapuzinerkresse, Kohlgewächse, Kohlrabi, Spinat	Aubergine, Erbse, Gurke, Kürbis, Tomate, Zwiebel
Knoblauch	Erdbeere, Gurke, Himbeere, Möhre, Rote Bete, Tomate	Bohne, Erbse, Kohlgewächse
Kohlrabi	Bohne, Erbse, Kopfsalat, Rote Bete, Sellerie, Spinat, Tomate	Knoblauch, Zwiebel
Kopfsalat	Dill, Erbse, Gurke, Lauch, Möhre, Kohl, Tomate, Zwiebel	Pastinake, Petersilie, Sellerie

	Gute Nachbarn	Schlechte Nachbarn
Kürbis	Bohne, Mais	Gurke, Kartoffel, Zucchini
Mangold	Kohlgewächse, Möhre, Radieschen	Rote Bete, Spinat
Möhre	Aubergine, Dill, Erbse, Knoblauch, Kopfsalat, Schnittlauch, Tomate	Rote Bete
Radieschen	Aubergine, Bohne, Erdbeere, Kohlrabi, Kopfsalat, Möhre, Spinat, Zwiebel	Gurke, Zucchini
Rote Bete	Bohne, Dill, Fenchel, Knoblauch, Tomate	Kartoffel, Mangold, Spinat
Spinat	Aubergine, Bohne, Erdbeere, Kartoffel, Kohlgewächse, Lauch, Radieschen	Mangold, Rote Bete
Tomate	Bohne, Knoblauch, Kohlgewächse, Kohlrabi, Kopfsalat, Möhre, Paprika, Petersilie, Schnittlauch, Sellerie, Spinat	Erbse, Fenchel, Gurke, Kartoffel
Zucchini	Bohne, Erbse, Kopfsalat, Lauch, Möhre, Petersilie, Rote Bete, Sellerie, Spinat, Zwiebel	Kartoffel, Radieschen
Zwiebel	Bohnenkraut, Erdbeere, Dill, Gurke, Kopfsalat, Möhre, Petersilie, Radieschen, Rote Bete	Bohne, Erbse, Kartoffel, Kohlgewächse

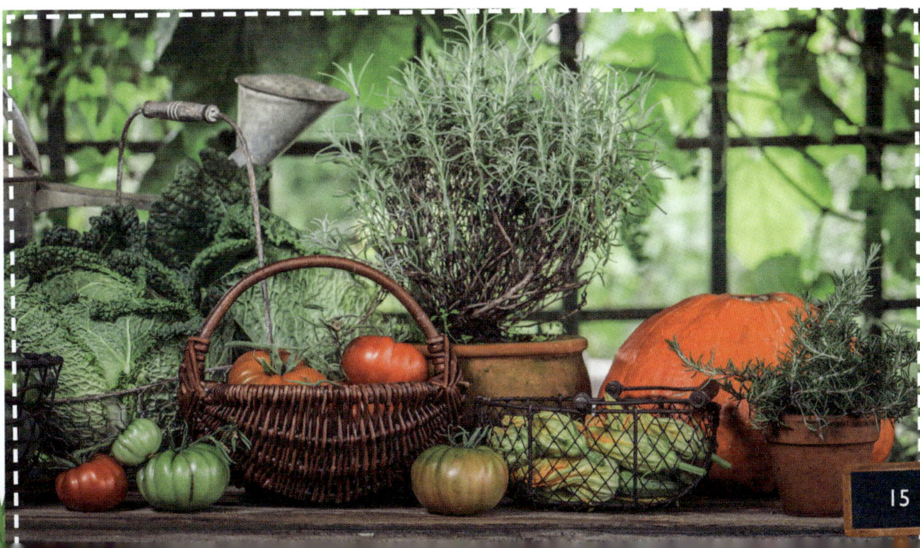

Hinter den Kulissen bei

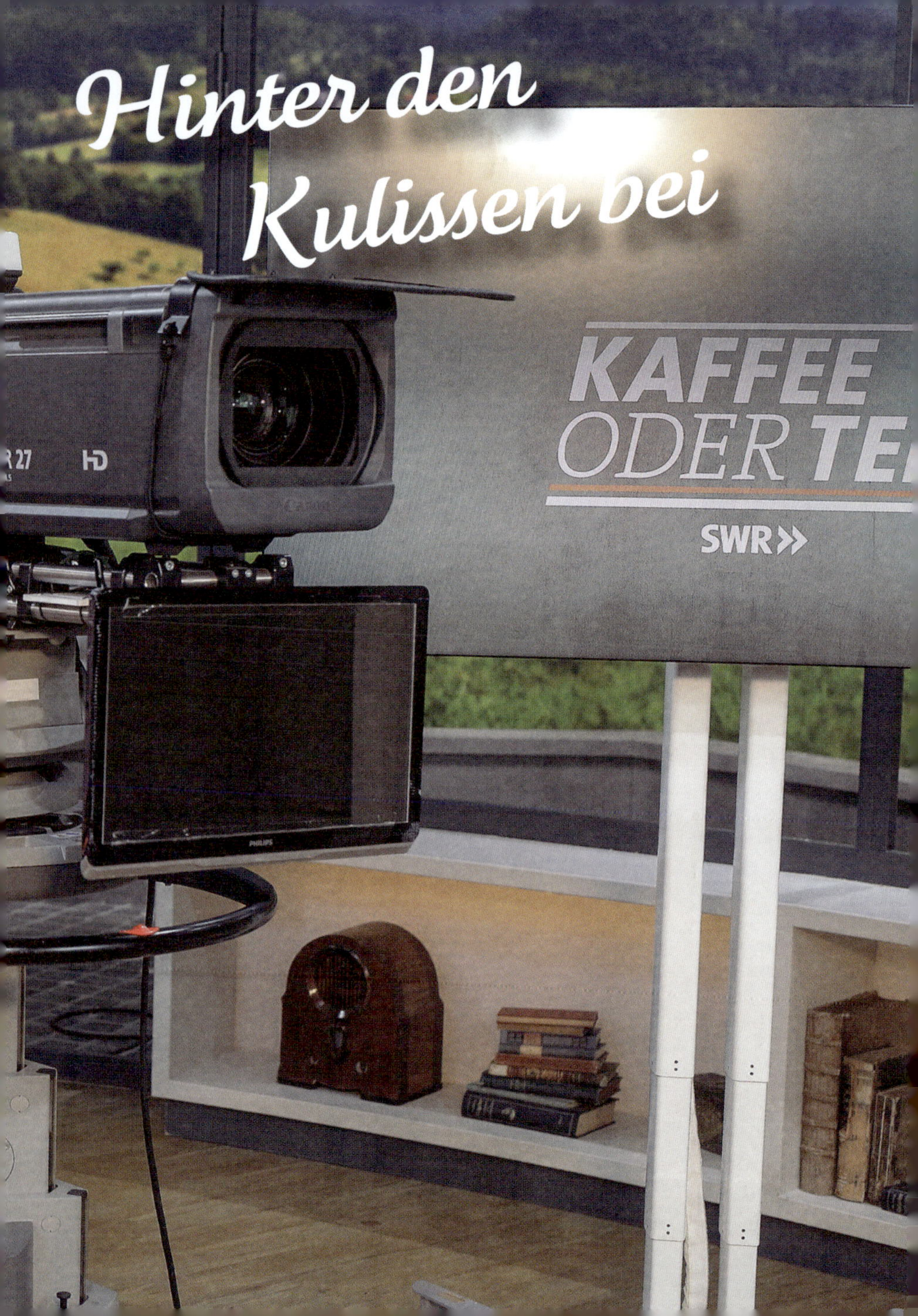

Die Sendung

Seit über 20 Jahren zählt Kaffee oder Tee zu den beliebtesten und erfolgreichsten Nachmittagssendungen im SWR Fernsehen. Mit Verbraucherthemen rund um Haushalt, Garten und Gesundheit begeistert das Servicemagazin täglich die Zuschauer und Zuschauerinnen. Gedreht wird Kaffee oder Tee schon seit dem Jahr 2000 live im SWR Funkhaus in Baden-Baden. Experten und Expertinnen, Köche und Köchinnen sowie Gäste tragen mit leckeren Rezepten, praktischen Alltagstipps, inspirierenden Dekorations- und Bastelideen sowie Garten-Ratschlägen zum Erfolg der Sendung bei. Kaffee oder Tee ist montags bis freitags von 16.05 bis 18.00 Uhr im SWR und SR Fernsehen sowie digital zu sehen.

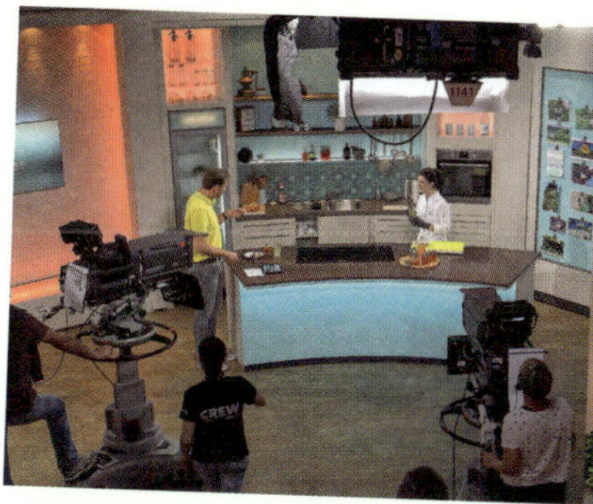

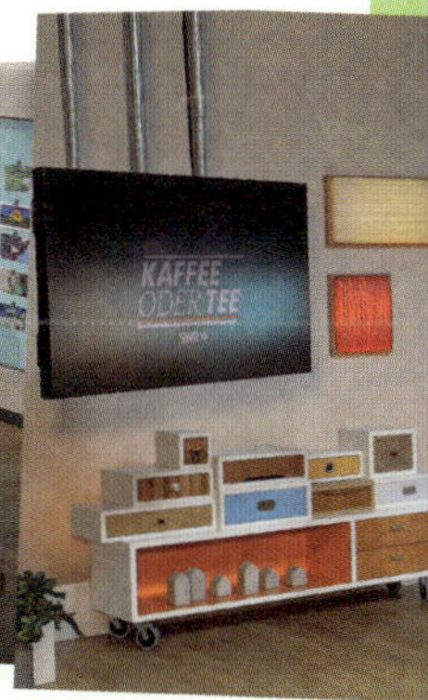

Moderatorinnen und Moderatoren bei Kaffee oder Tee

Evelin König, Martin Seidler, Heike Greis, Jens Hübschen und Fatma Mittler-Solak begleiten Sie wöchentlich wechselnd durch den Nachmittag und verleihen der Sendung ihre persönliche Note.
Jens Hübschen ist ein Genießer, der gutes Essen liebt. Über die Jahre hat er mit Kaffee oder Tee sogar ein bisschen das Kochen gelernt. Die Saarländerin Heike Greis zeichnet sich durch ihren Dialekt aus, der ab und an durchklingt. Sie ist großer Fan der Kaffee-oder-Tee-App, mit der sie die Rezepte aus der Sendung zuhause nachkocht. Evelin König ist als Liebhaberin von Kaffee und Tee die perfekte Moderatorin für die Sendung und genießt es, Zeit im Freien zu verbringen. Für Martin Seidler, der Kaffee oder Tee schon seit der ersten Folge prägt, beginnt jeder Tag mit einem Kaffee. Fatma Mittler-Solak findet abseits des TV-Studios in Cafés bei einem Latte macchiato Zeit zum Abschalten.

Das sehen Sie in Kaffee oder Tee

Der Kaffee-oder-Tee-Garten ist der blühende Schauplatz der Sendung für alle Themen rund ums Säen, Gießen und Ernten. Über das Jahr verfolgen die Zuschauer und Zuschauerinnen, wie sich der triste, verschneite Garten in einen bunt blühenden und ertragreichen Ort verwandelt. Dank der Tipps der Experten und Expertinnen können Sie auch Ihren eigenen Garten zum Blühen bringen. Mit dem geernteten Obst und Gemüse geht es dann in die Kaffee-oder-Tee-Küche. Dort werden die regionalen und saisonalen Zutaten in leckere Gerichte verwandelt. Auch für die kreativen Köpfe unter den Zuschauern und Zuschauerinnen wird etwas geboten, denn Ideen zum Selbermachen und Dekorieren sind fester Bestandteil der Sendung. Des Weiteren können Sie von den Experten und Expertinnen Neues über Gesundheit, Schönheit, Haushalt, Finanzen und Recht erfahren. Und zum Schluss ist Ihr Einsatz beim Kaffee-oder-Tee-Quiz gefragt. Kaffee oder Tee informiert Sie über regionale Nachrichten, Servicethemen, Musik, Promiklatsch und hält Sie immer auf dem Laufenden über Ihre Heimat.

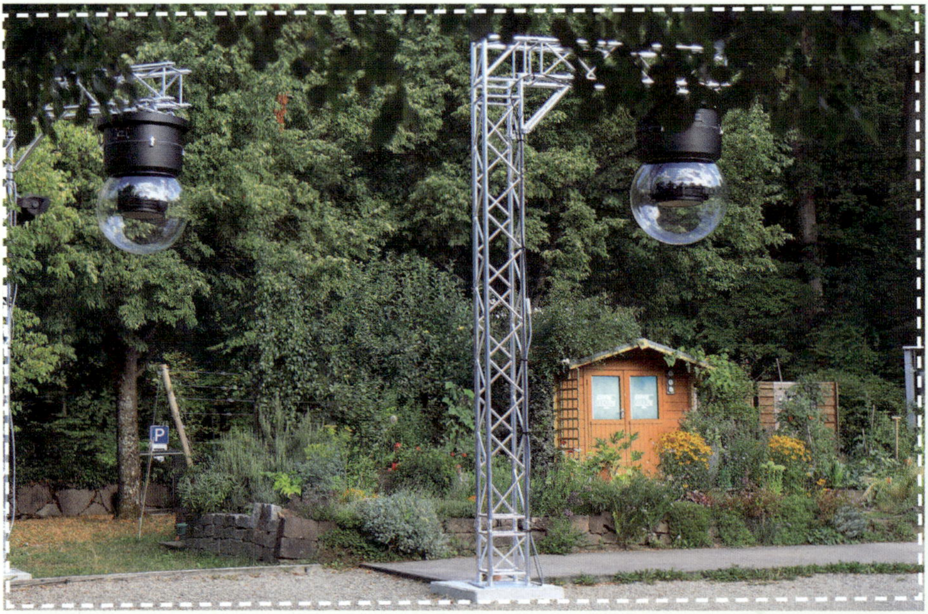

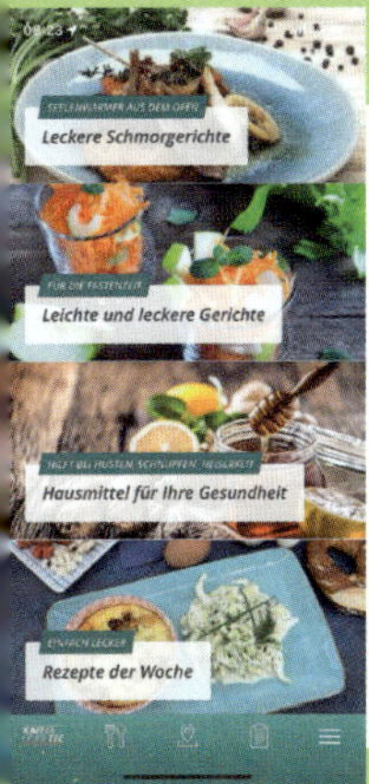

Die Kaffee oder Tee-App: Einkaufen und Kochen leicht gemacht

Mit der Kaffee-oder-Tee-App bekommen Sie wöchentlich neue Rezepte aus der Sendung auf Ihr Smartphone oder Tablet – mit Videoanleitung. Außerdem können Sie sich in der App die Einkaufsliste anzeigen lassen oder Genuss-Events mit Ihren Freunden planen. Oder möchten Sie Ihre Heimat erkunden? Auch hier hilft die App mit Ausflugstipps in der Region weiter.

Das bringt Ihnen unsere App

- Entdecken Sie die neuesten Rezepte und wechselnde Rezeptsammlungen direkt auf der Startseite
- Nutzen Sie die Rezeptsuche, um alle Rezepte Ihres Lieblingskochs oder Ihrer Lieblingsköchin zu finden oder Ihr Lieblingsessen zuzubereiten
- Lassen Sie sich die Zutatenmenge je nach Personenanzahl berechnen
- Speichern Sie Ihre Lieblingsrezepte in Ihrem persönlichen Rezeptbuch
- Informieren Sie sich über Ausflugsziele in Ihrer Region und erkunden Sie Ihre Heimat
- Laden Sie Ihre eigenen Tipps hoch und teilen Sie sie mit anderen Nutzern und Nutzerinnen
- Erleichtern Sie sich Ihren Alltag mit den Tipps und Tricks der Experten und Expertinnen

Die kostenlose App zur Sendung gibt es für Android und iOS!

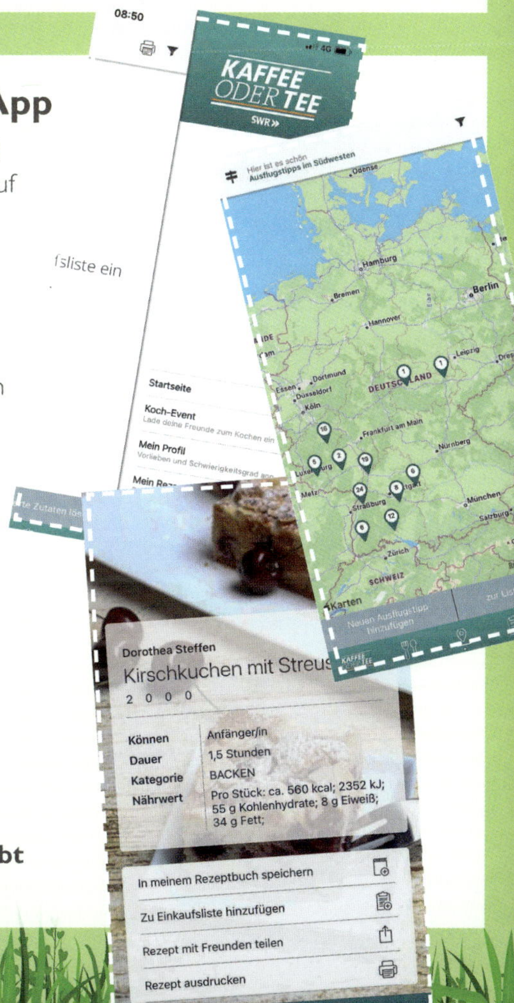

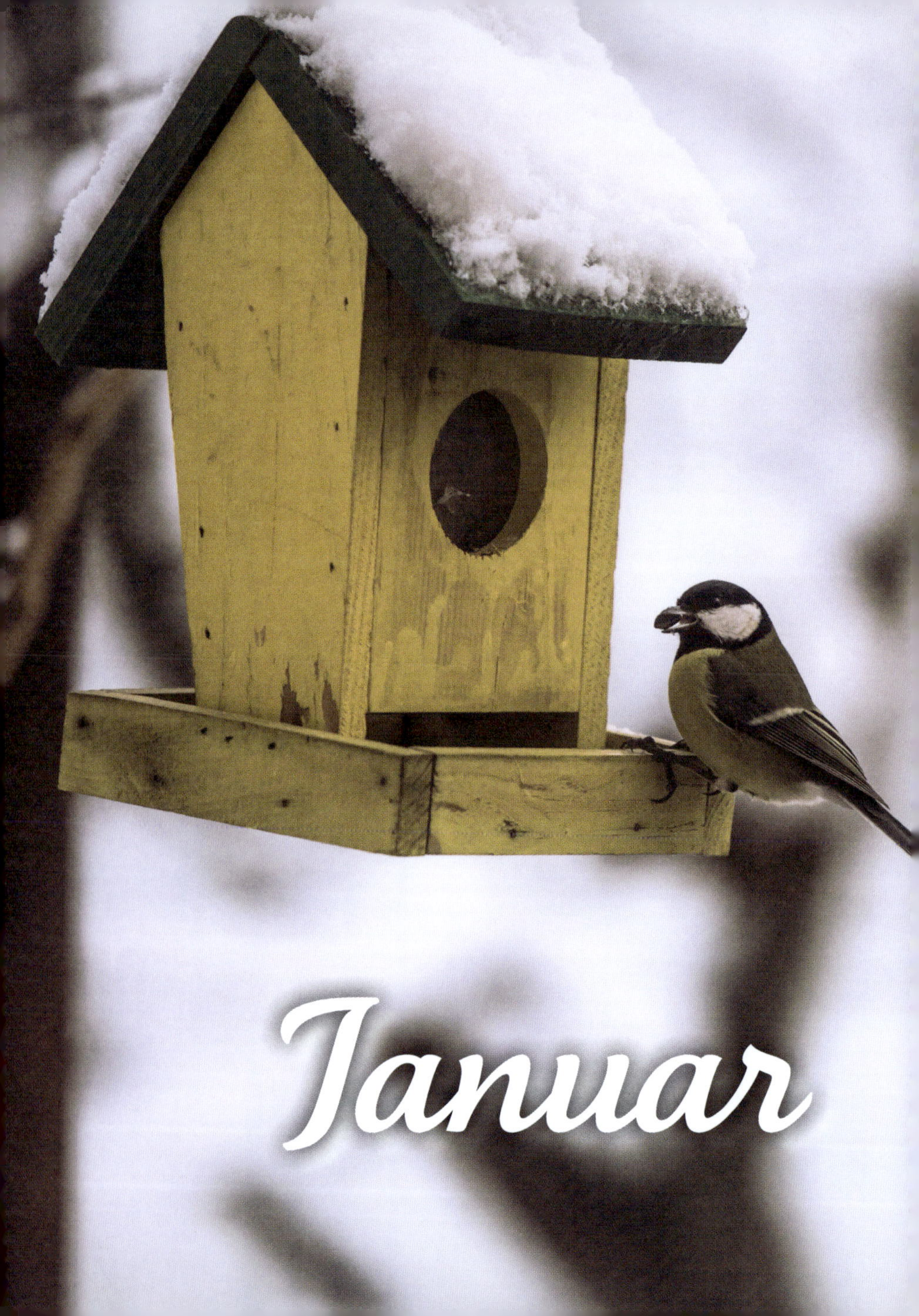
Januar

Montag 30

Silvester
Dienstag 31

Neujahr
Mittwoch 1

Donnerstag 2

Freitag 3

Samstag 4

Sonntag 5

Zu erledigen

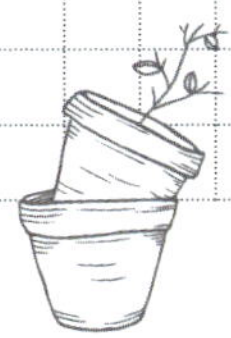

Bauernregel

Am Neujahrstage .... lässt das Jahr uns fruchtbar sein.

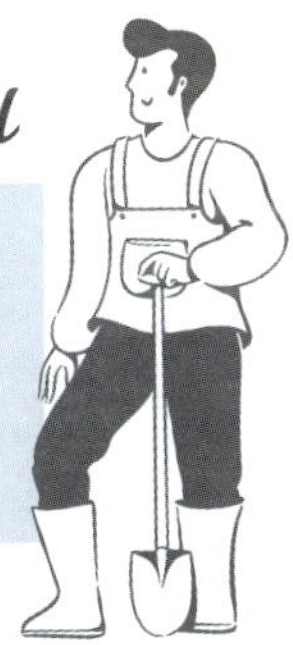

Zwiebelgrün selbst ziehen

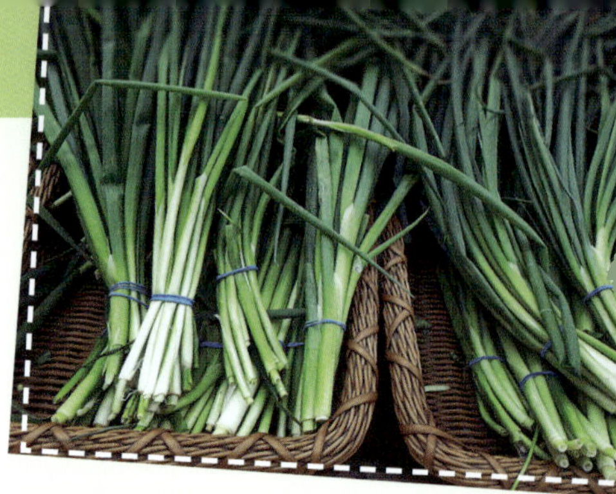

Garten-Tipp

Birgit Wonneberger

Mit Schnittlauch und anderen Zwiebelarten können wir uns im Winter selbst versorgen. Die Pflanzen lassen sich auf der Fensterbank zum Naschen oder späteren Auspflanzen vorziehen. Durchs Selbermachen verbrauchen Sie weniger Ressourcen – das ist gut fürs Klima.

Nach einer Kältephase können Sie einen Teil Ihrer Schnittlauchpflanzen ausgraben und in einem Blumentopf auf die Fensterbank stellen. Auch andere Zwiebelarten wie die Winterheckenzwiebel, die Etagenzwiebel oder Schnittknoblauch können Sie problemlos von draußen nach drinnen holen, um schneller frisches Grün zu haben.

Blumenampeln aus Moos bauen

Pflanzen-Tipp

Silke Wilhelm

Zum Jahresanfang wirkt es neu und frisch, die Fenster umzudekorieren. Aus Zimmerpflanzen oder Frühlingsblühern wie Hyazinthen und etwas Moos können Sie kleine Blumenampeln bauen und aufhängen. So einfach geht's:

Bei neu gekauften Pflänzchen den Plastiktopf entfernen. Bei Pflanzen, die schon eine Weile im Topf sind und ihn gut durchwurzelt haben, etwas frische Erde dazu tun. Die Wurzeln der Pflanzen mit der Erde ummanteln und auf die Moosplatte platzieren. Die Kordel mit den dicken Knoten mittig an den Seiten des Wurzelballens positionieren. Mit dem Draht das Moos um die Erde mit den Wurzeln wickeln. Dabei die Kordel für die Aufhängung nach außen führen. Mooskugel nun gleichmäßig zwischen den Schnüren positionieren.

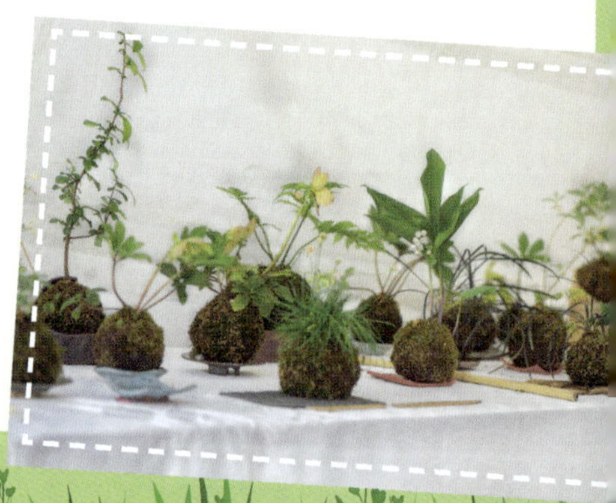

Zu erledigen

Hl. Drei Könige

Montag 6

Dienstag 7

Mittwoch 8

Donnerstag 9

Freitag 10

Samstag 11

Sonntag 12

Apfel-Zimt-Porridge mit Leinöl

von Nadine Hoffmann

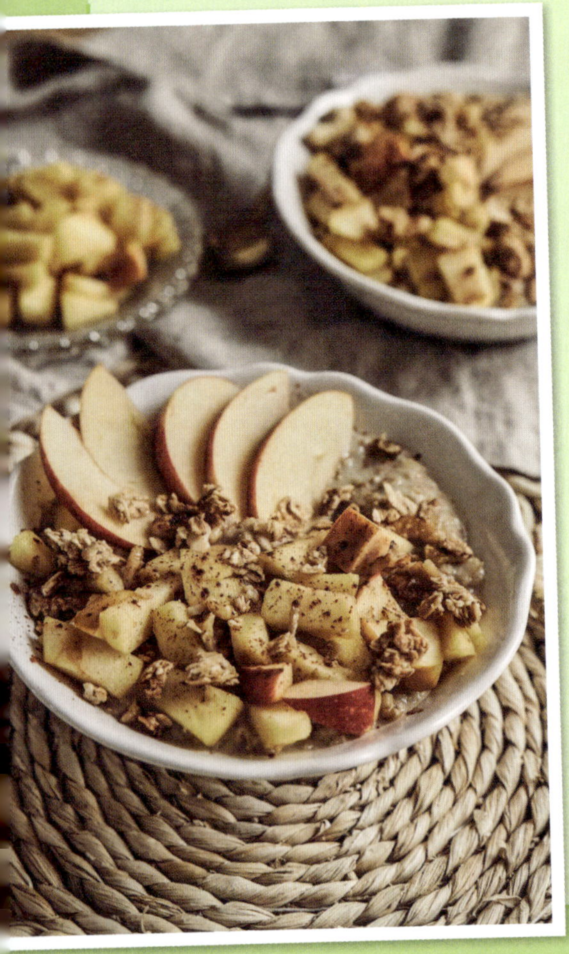

Dieses gesunde Frühstück ist nicht nur schnell und einfach zubereitet, sondern auch super lecker!

So geht's

40 g Haferflocken in einen kleinen Topf geben, eine Prise Salz dazugeben und mit 200 ml Hafermilch erhitzen. Auf niedriger Stufe köcheln lassen. In der Zwischenzeit einen Apfel waschen und mit einer Küchenreibe grob raspeln. Kurz bevor der Porridge cremig, aber nicht zu fest ist, den geriebenen Apfel und 1 TL Zimt dazugeben. Alles gut durchmischen und in einer Frühstücksschale anrichten. Zuletzt 1 TL Leinöl und 1 EL gehackte Nüsse darüber geben.

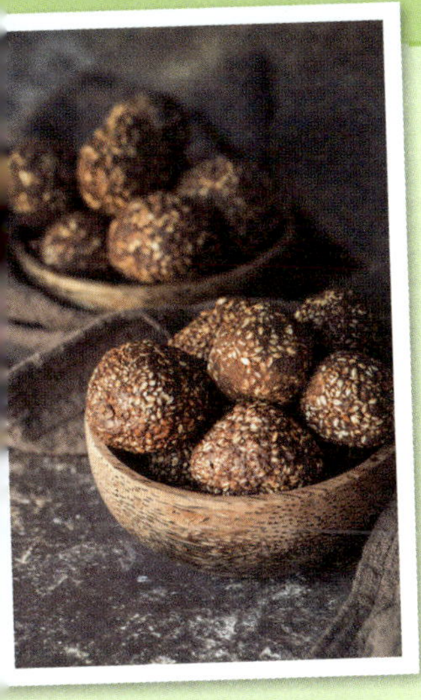

Erdnuss-Kakao-Bällchen

von Melina Ebert

So geht's

100 g Datteln im Mixer zerkleinern. 40 g Erdnüsse und 40 g Haselnüsse zufügen und ebenfalls zerkleinern. Die restlichen Zutaten zufügen und weiter mixen, bis ein formbarer Teig entsteht. Daraus 8 kleine Bällchen formen. Die Bällchen mindestens 30 Minuten im Kühlschrank ruhen lassen.

Pharisäer

von Maike Fröhlich

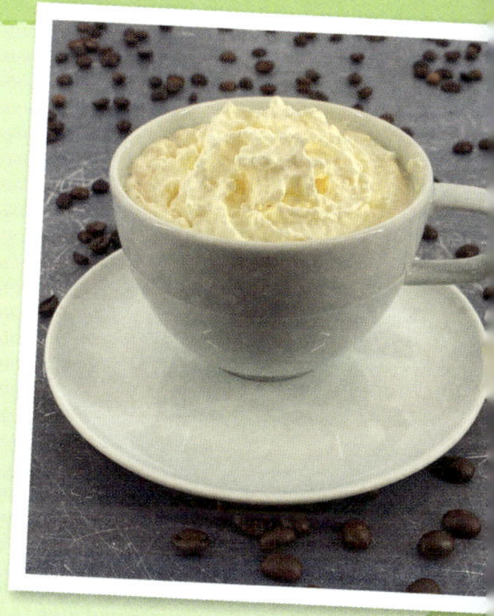

Pharisäer – der köstliche Kaffee mit Schuss aus Nordfriesland. Süß, etwas herzhaft und dabei schön heiß, so muss ein echter Pharisäer schmecken. Sieht aus wie Kaffee mit Sahne, erfreut unter der Haube jedoch mit einem ordentlichen Schuss Rum.

So geht's

Kaffeetasse mit kochend heißem Wasser aus dem Wasserkocher vorwärmen. 125 ml Kaffee zubereiten. Tasse leeren, 1–2 TL Zucker und den Kaffee in die Tasse geben und verrühren. 30 ml braunen Rum in einem kleinen Töpfchen erwärmen, zum Kaffee geben und darauf eine große Portion Schlagsahne verteilen.

Zu erledigen

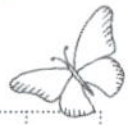

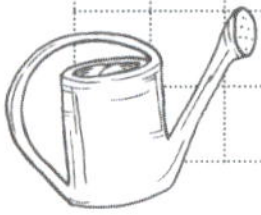

☐

☐

☐

13 Montag

14 Dienstag

15 Mittwoch

16 Donnerstag

17 Freitag

18 Samstag

19 Sonntag

Montag 20

Dienstag 21

Mittwoch 22

Donnerstag 23

Freitag 24

Samstag 25

Sonntag 26

Zu erledigen

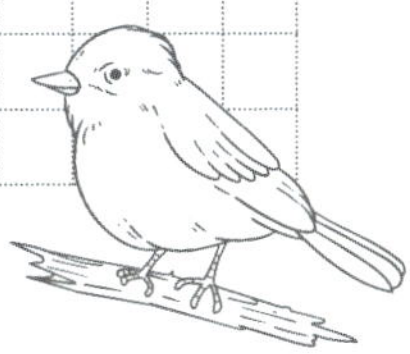

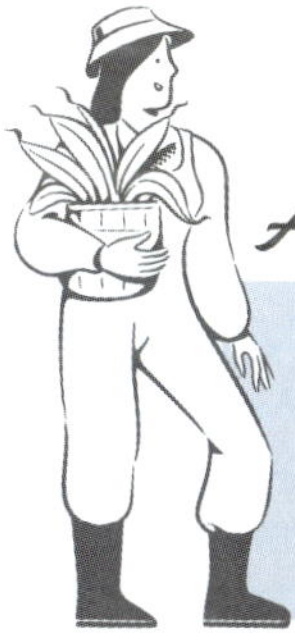

Auflösung

Am Neujahrstage Sonnenschein lässt das Jahr uns fruchtbar sein.

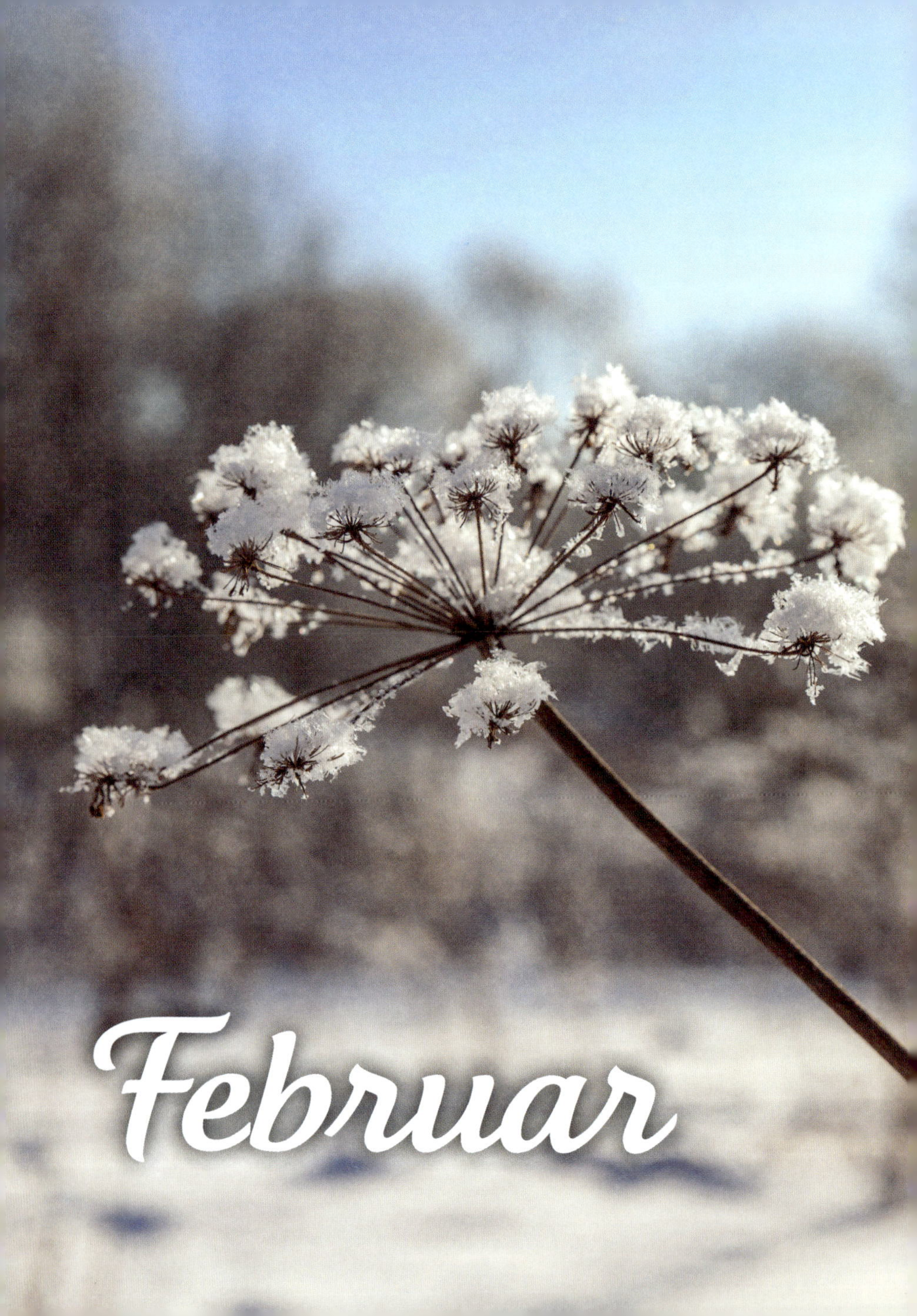
Februar

Montag 27

Dienstag 28

Mittwoch 29

Donnerstag 30

Freitag 31

Samstag 1

Sonntag 2

Zu erledigen

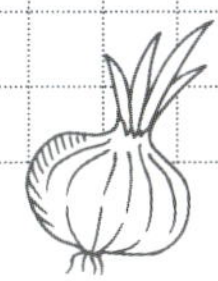

Bauernregel

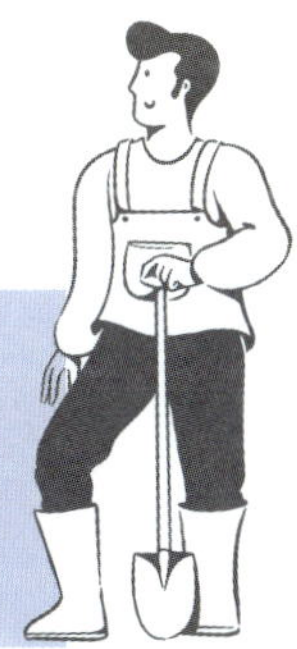

Ist der Februar trocken und ...., kommt im Frühjahr Hitze bald.

Naturzaun selbst bauen

Projekt-Tipp

Helmut Tränkle

Aus Schnittgut und ein paar Holzpfählen können Sie mit wenigen Handgriffen ganz leicht einen neuen Gartenzaun bauen. Ein eigener Zaun ist nicht nur kostengünstig, Sie schaffen damit auch Lebensraum für Insekten und Kleintiere! Am unteren Teil findet so mancher Igel sein Plätzchen. Und auch Vögel, Insekten, Spinnen und Pilze lassen sich im oder am Zaun nieder. Gemeinsam bilden sie ein regelrechtes Biotop.

So geht's

Schlagen Sie zuerst die Holzpfähle rund 50 cm tief stabil in den Boden ein. Ist das Schnittgut kurz und kompakt, sollten Sie einen kurzen Abstand zwischen den Pfählen wählen (30–50 cm). Bei eher langem Schnittgut können Sie den Abstand breiter wählen (bis zu 1 m). Mit dem Versatz zwischen den Pfählen verhält es sich umgekehrt: Bei langem Schnittgut brauchen Sie nur einen kleinen Versatz. Bei kurzem Material sollte der Versatz ca. 20–30 cm betragen. Das Schnittgut wird fest zwischen die Pfosten eingedrückt. So entsteht ein breiter Zaun, der optisch ein wenig an eine Hecke erinnert. Schneiden Sie den Zaun zum Schluss mit der Heckenschere ein wenig in Form – fertig!

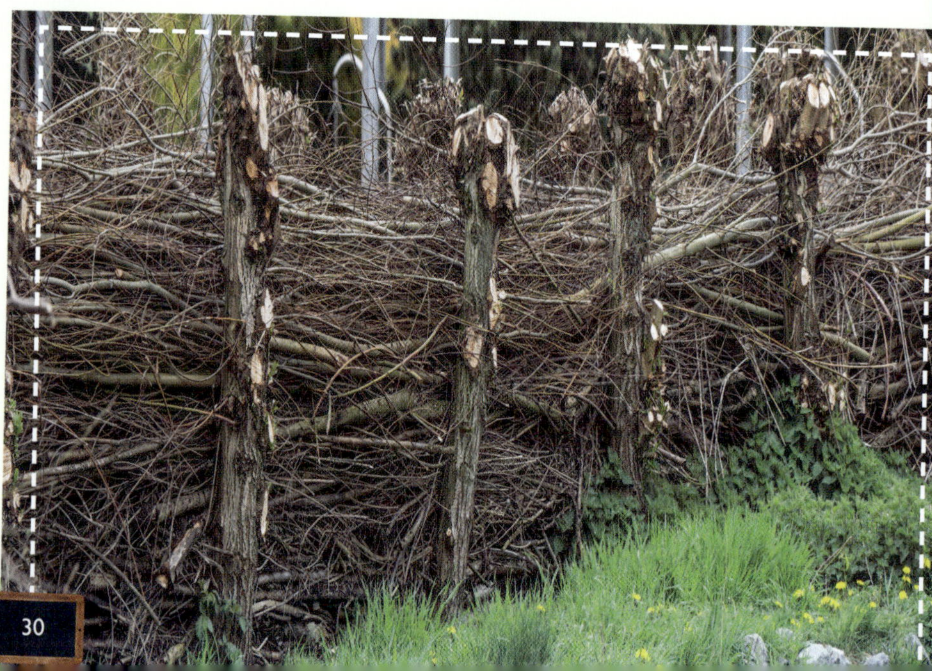

Montag 3

Dienstag 4

Mittwoch 5

Donnerstag 6

Freitag 7

Samstag 8

Sonntag 9

Zu erledigen

- [ ]
- [ ]
- [ ]

KW 6
Februar

KAFFEE ODER TEE

Zu erledigen

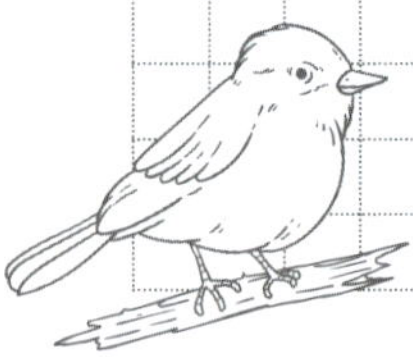

10 Montag

11 Dienstag

12 Mittwoch

13 Donnerstag

14 Freitag Valentinstag

15 Samstag

16 Sonntag

Montag	17
Dienstag	18
Mittwoch	19
Donnerstag	20
Freitag	21
Samstag	22
Sonntag	23

Zu erledigen

KW 7|8
Februar

KAFFEE ODER TEE SWR

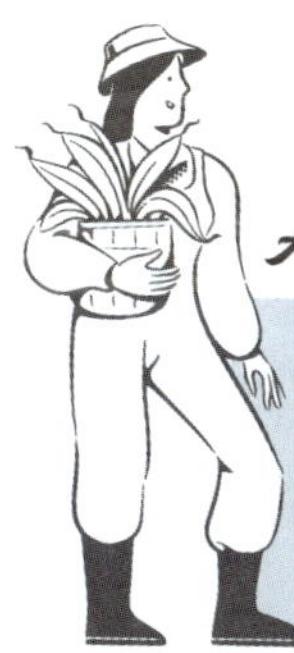

Auflösung

Ist der Februar trocken und kalt, kommt im Frühjahr Hitze bald.

Überbackene Laugenstangen mit getrockneten Tomaten

30 Minuten

von Martin Gehrlein

Für 4 Portionen

Zutaten

- 4 Lauchzwiebeln
- 1 Apfel, z. B. Elstar
- 100 g Kochschinken
- 100 g Gouda oder anderer Käse
- 4 Tomaten, getrocknet
- 1 EL Rapsöl
- etwas Pfeffer
- 4 Eier, Größe M
- 200 g saure Sahne
- etwas Salz
- etwas Paprikapulver, edelsüß
- 8 Laugenstangen, frisch oder vom Vortag
- 1 Bund Schnittlauch

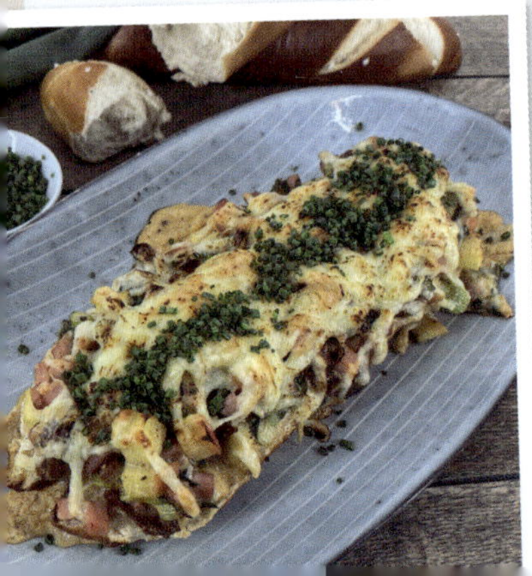

Zubereitung

1. 4 Lauchzwiebeln putzen, abbrausen und kleinschneiden. Apfel abbrausen, vierteln, entkernen und fein würfeln. 100 g Schinken ebenfalls kleinschneiden. 100 g Käse reiben. 4 getrocknete Tomaten fein würfeln.
2. 1 EL Öl in einer Pfanne erhitzen. Lauchzwiebeln darin ca. 1 Minute dünsten. Schinken und Tomaten zugeben und weitere ca. 1–2 Minuten dünsten. Mit etwas Pfeffer würzen.
3. 4 Eier und 200 g saure Sahne verrühren. Mit wenig Salz, Pfeffer und Paprika würzen. Den Käse, bis auf 4 EL, und die Apfelwürfel untermischen.
4. Die 8 Laugenstangen längs einschneiden und leicht auseinanderdrücken. Den Schinken-Zwiebel-Mix darauf verteilen und mit dem übrigen Käse bestreuen.
5. Lauchstangen auf ein mit Backpapier belegtes Blech legen. Im Backofen, bei 180 °C Ober- und Unterhitze, auf der mittleren Schiene etwa 8–10 Minuten überbacken.
6. Inzwischen den Schnittlauch abbrausen, trockenschütteln und in Röllchen schneiden.
7. Laugenstangen aus dem Ofen nehmen, mit Schnittlauch bestreuen und servieren.

Rote-Linsen-Aufstrich

von Stefanie Ackermann

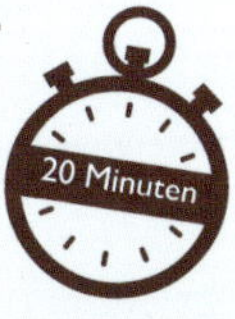

Für 2 Portionen

Zutaten

- 100 g rote Linsen
- 4 EL Olivenöl
- 4 TL Zitronensaft
- 2 TL Kurkuma
- 2 TL Kreuzkümmel
- 1 TL Currypulver
- 1 Prise Chilipulver
- Salz, Pfeffer

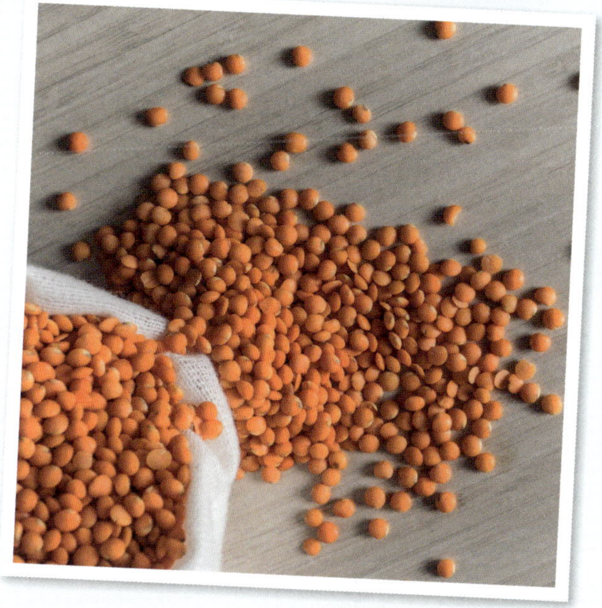

Zubereitung

1. 100 g Linsen etwa 10 Minuten in ungesalzenem Wasser im Topf mit Deckel nach Packungsanleitung garen, bis sie fast zerfallen.
2. Gekochte Linsen in einem Sieb mit kaltem Wasser kurz abspülen und abtropfen lassen.
3. Mit 4 EL Olivenöl, 4 TL Zitronensaft sowie 2 TL Kurkuma, 2 TL Kreuzkümmel, 1 TL Currypulver und 1 Prise Chilipulver in einen hohen Rührbecher geben und mit dem Pürierstab bis zur gewünschten Konsistenz vermengen.
4. Mit Salz und Pfeffer abschmecken.

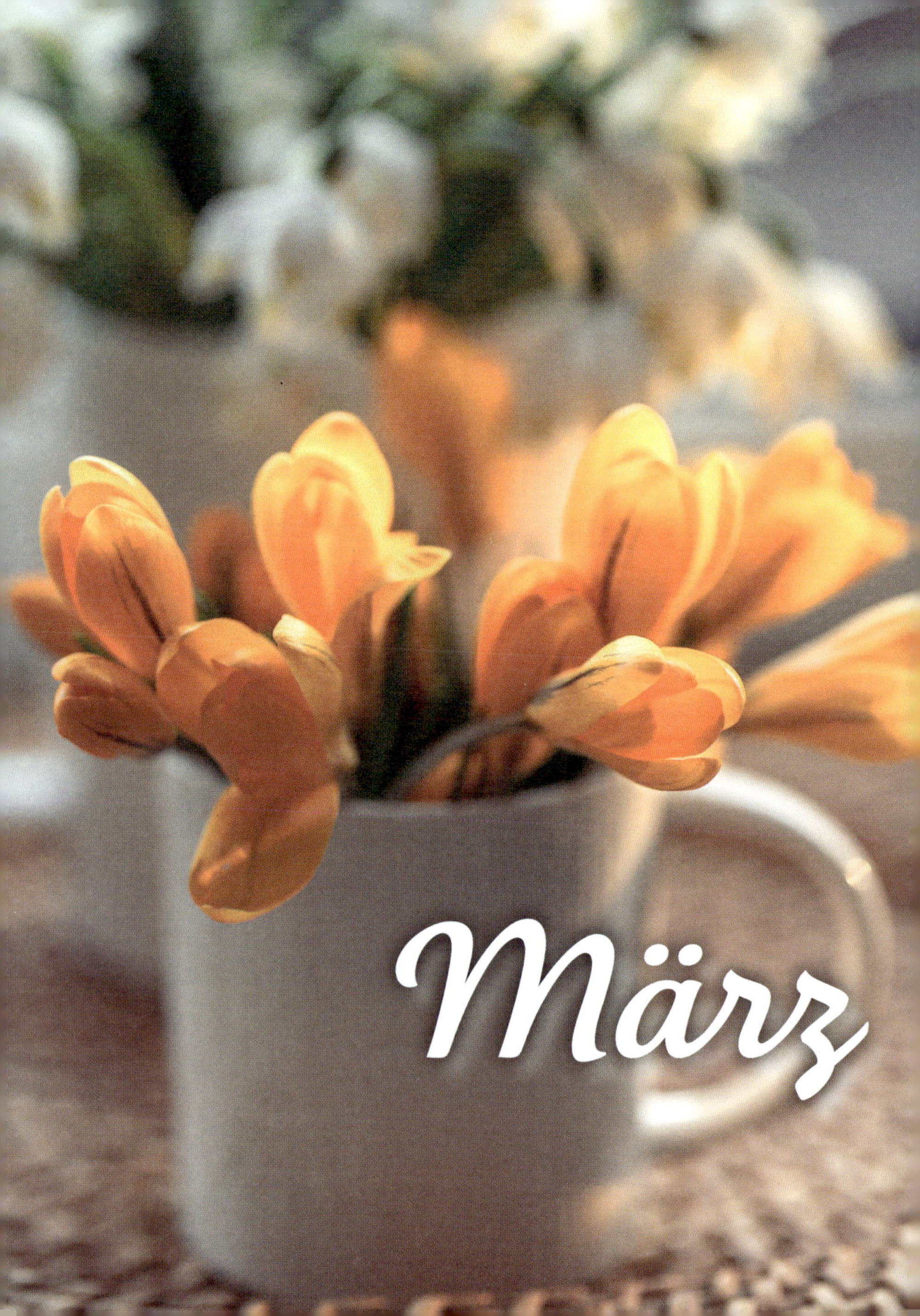
März

Montag 24

Dienstag 25

Mittwoch 26

Donnerstag 27

Freitag 28

Samstag 1

Sonntag 2

Zu erledigen

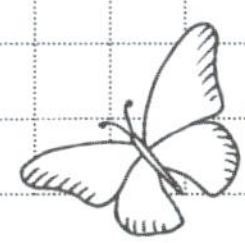

Bauernregel

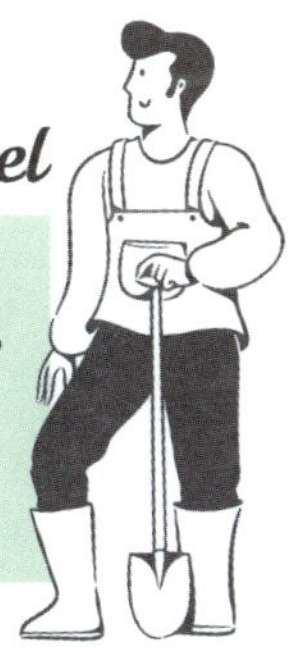

Schnee, der erst im Märzen weht,
....
kommt und gleich vergeht.

Tipps für den Frühjahrsschnitt bei Rosen

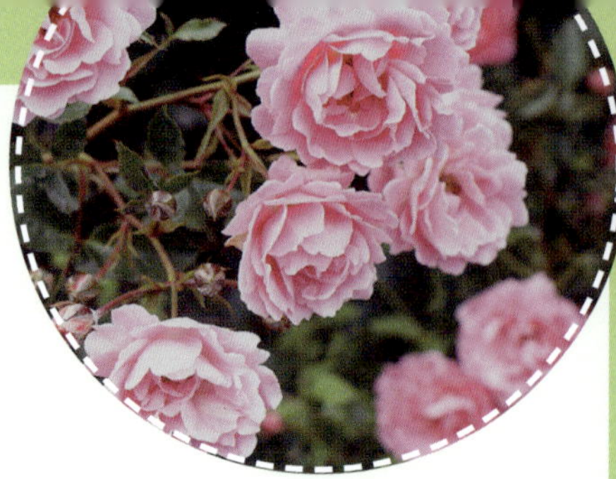

Pflanzen-Tipp

Heiko Hübscher

Damit die Rosen im Sommer schön blühen, muss im März die Schere zur Hand genommen werden: Jetzt ist genau der richtige Zeitpunkt, Ihre Rosen zu schneiden. Es gilt: lieber etwas später schneiden als zu früh. Denn sollte es zu Spätfrösten kommen und die Knospen am geschnittenen Holz schon im Saft stehen, werden sie beschädigt.

Grundsätzlich werden alle Triebe mit Frostschäden bis ins gesunde Holz zurückgeschnitten. Die am häufigsten in den Gärten vertretenen Beet- oder Edelrosen werden bis auf 5–10 cm zurückgeschnitten. Strauch- und Kletterrosen bleiben natürlich in ihrer Form erhalten und nur leicht eingekürzt. Durch den Schnitt wird die Rose auch angeregt, aus der Veredlungsstelle heraus neu auszutreiben und sich so zu verjüngen.

Tipps für die Bodenpflege im Garten

Garten-Tipp

Heike Boomgaarden

Bodenpflege im Haus ist völlig selbstverständlich, doch Bodenpflege für die Gartenbeete erzeugt Fragezeichen. Mit diesen Tipps können Sie ihren Gartenboden optimal pflegen.

1. Nutzen Sie das Regenwasser vom Hausdach, um den Gartenboden als Vorrat wie einen Schwamm zu befeuchten. So haben Sie es im nächsten trockenen Sommer mit dem Gießen einfacher!

2. Mulchen schützt vor Austrocknung durch die Sonne und bildet Humus; Humus ist der beste Wasserspeicher. Neben dem Mulchen kommt auch mit Kompostgaben organische Masse ins Beet.

3. Mit Gesteinsmehl können Sie die Fruchtbarkeit der Erde erhöhen, denn es fördert den Humusaufbau. Wertvolle Ton-Humus-Komplexe entstehen, wenn Regenwürmer Gesteinsmehl aufnehmen und „verdauen“.

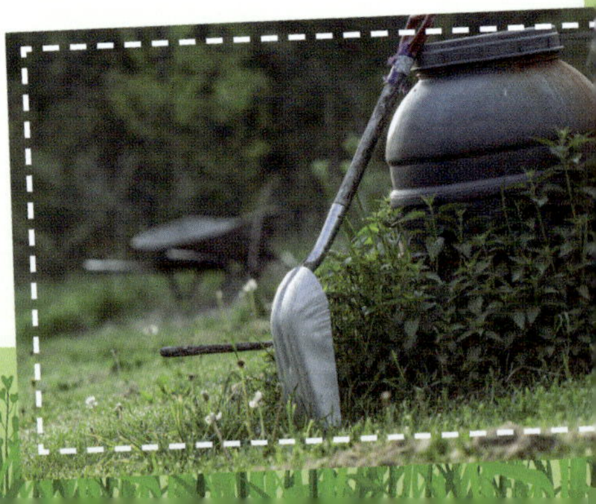

Rosenmontag Montag 3

Fastnacht Dienstag 4

Aschermittwoch Mittwoch 5

Donnerstag 6

Freitag 7

Samstag 8

Sonntag 9

Zu erledigen

Besondere Gemüsesorten anbauen

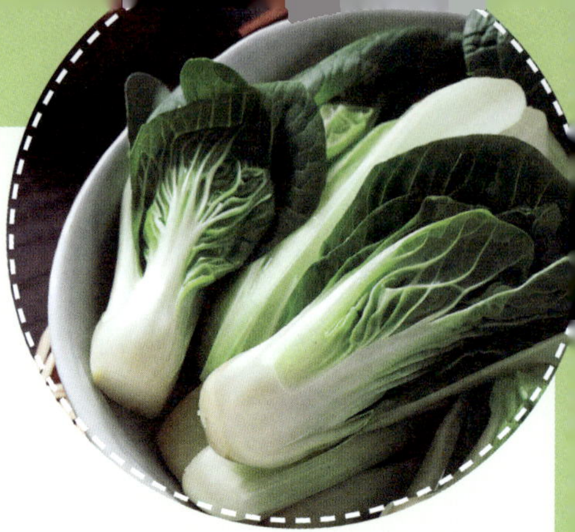

Garten-Tipp

James Foggin

Kreativ gärtnern – das geht besonders gut mit Saatgut alter Sorten und Bewährtem aus anderen Ländern. Mexikanische Minigürkchen sehen wie Mini-Wassermelonen aus und lassen sich direkt vom Strauch naschen. Pak Choi braucht nur gute 6–8 Wochen bis zur Erntereife. Er keimt schnell, gedeiht gut und ist herrlich knackig. Die Barbarakresse eignet sich für Salat und feine Süppchen und kann auch im Winter geerntet werden. Ewiger Kohl kann jahrelang im Garten bleiben. Das ganze Jahr über kann man seine zarten Blätter ernten, die wie Wirsing oder Spitzkohl verwendet werden.

Karotten-Frühlingszwiebel-Hüttenkäse

von Sabrina Dürr

So geht's

Eine Karotte und 1–2 Frühlingszwiebeln in grobe Stücke schneiden und im Mixer zerkleinern. Einen Becher körnigen Frischkäse unterrühren und mit Salz und Pfeffer sowie gegebenenfalls mit frischen Kräutern abschmecken. Wer keinen Mixer hat, kann die Karotte raspeln und die Frühlingszwiebel in feine Ringe schneiden. Dann den Hüttenkäse unterrühren und abschmecken.

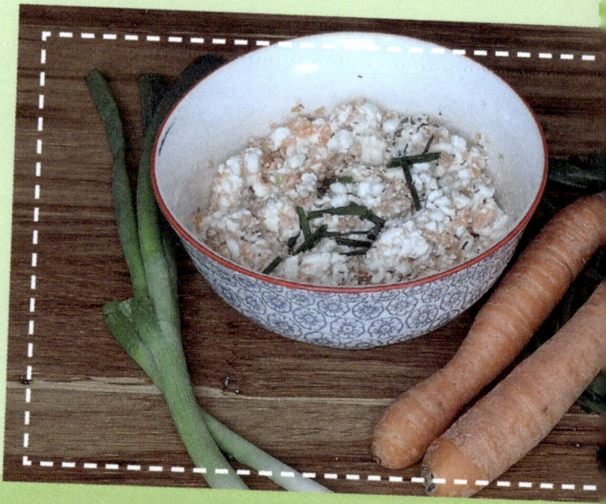

Zu erledigen

Montag **10**

Dienstag **11**

Mittwoch **12**

Donnerstag **13**

Freitag **14**

Samstag **15**

Sonntag **16**

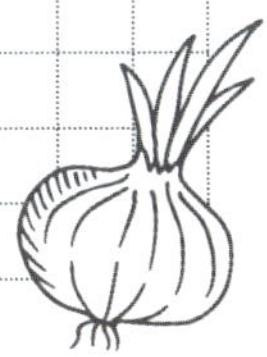

- [ ]
- [ ]
- [ ]

Im Frühjahr den Boden bearbeiten

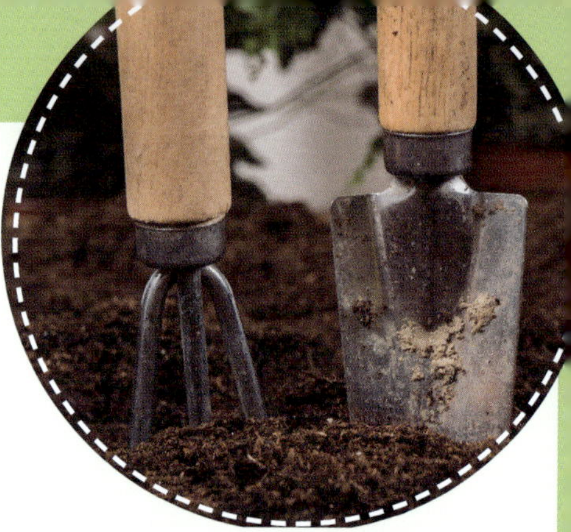

Garten-Tipp

Peter Berg

Ab ins Beet! Wer im Frühjahr loslegen will, sollte zuerst prüfen, ob der Boden nicht noch zu nass ist. Im Frühjahr darf die Erde erst nach völligem Auftauen und leichtem Abtrocknen bearbeitet werden. Ist es noch zu feucht, sind Schuhe und Werkzeug verschmiert und die zähe Masse lässt sich nur mit Mühe entfernen. Für humusreiche und leichte Böden ohne Verdichtungen genügt das Lockern mit einer Grabgabel oder einem Sauzahn. Auf diese Weise schonen wir das Bodenleben, sorgen jedoch für Sauerstoffzufuhr. Ist das Wetter günstig, so bestellt man am besten Beet für Beet: Boden lockern, richten für Einsaat, säen, zudecken der Rillen und anklopfen der Saat. Jeder Samen liebt den frischen Boden.

Veganer Eiersalat

von Stefanie Ackermann

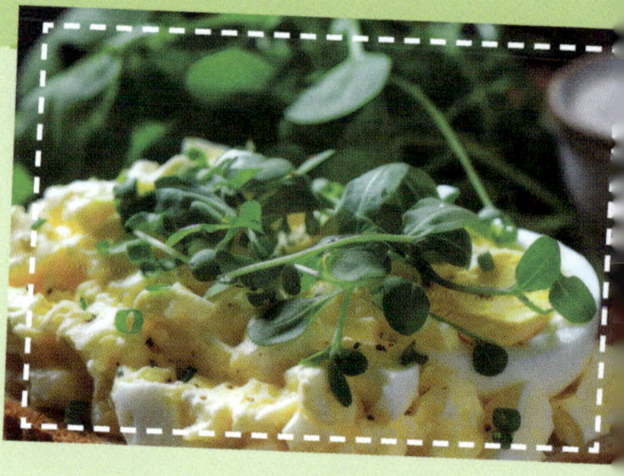

So geht's

1 Glas Kichererbsen (ca. 250 g) abgießen und gut abspülen, bis es nicht mehr schäumt. In eine große Schüssel geben und mit einer Gabel zerdrücken, sodass eine stückige Konsistenz entsteht. Ein halbes Bund Schnittlauch hacken, eine Zwiebel schälen und fein würfeln, 4 Gewürzgürkchen ebenfalls würfeln und alles zu den Kichererbsen geben. 4 EL Naturjoghurt, 4 EL Gurkensud und 1–2 TL Senf zufügen und gut vermischen. Mit Salz, Pfeffer und ggf. Kala Namak für den typischen Eigeschmack abschmecken.

Tipp: Lassen Sie den „Salat" für 1–2 Stunden im Kühlschrank durchziehen. Gekühlt und luftdicht verschlossen ist er bis zu 4 Tage haltbar.

Montag 17

Dienstag 18

Mittwoch 19

Frühlingsbeginn

Donnerstag 20

Freitag 21

Samstag 22

Sonntag 23

Zu erledigen

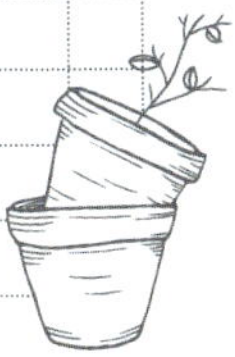

- [ ]
- [ ]
- [ ]

KW 12
März

KAFFEE ODER TEE SWR»

Schinken-Käse-Schnitzel mit Bratreis

von Jens Jakob

1 Stunde

Für 4 Portionen

Zutaten

Für den Bratreis

- 200 g Basmatireis
- etwas Salz
- 400 g Brokkoli
- 4 Lauchzwiebeln
- 4 Karotten
- 1 Knoblauchzehe
- 2 EL Rapsöl
- etwas Pfeffer
- 50 ml Gemüsebrühe
- 150 g TK-Erbsen
- etwas Sojasauce, nach Belieben
- 1 Bund Petersilie

Für die Schnitzel

- 2 Zwiebeln
- 2 Scheiben Kochschinken
- 300 g Champignons
- 2 EL Rapskernöl
- etwas Salz
- etwas Pfeffer
- 4 Schweineschnitzel à ca. 125 g, alternativ Hähnchen
- 4 EL Mehl
- 2 Eier, Größe M
- 2 EL Butterschmalz
- 100 g Bergkäse, am Stück

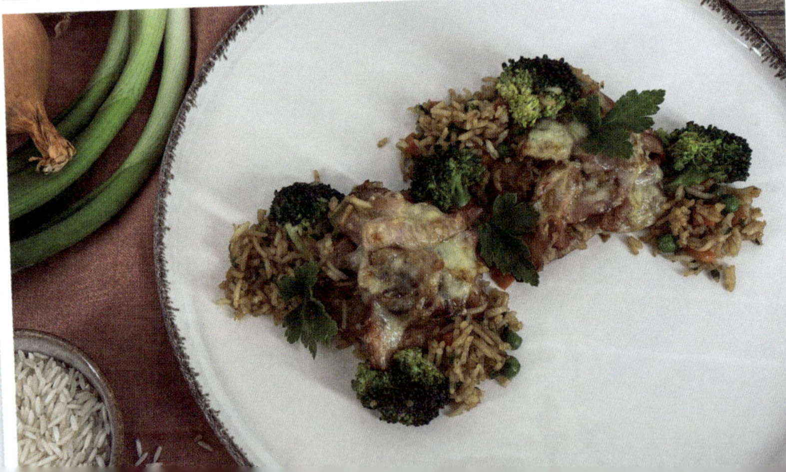

Zubereitung

1. 200 g Reis abbrausen und nach Packungsanleitung in Salzwasser garen und abtropfen lassen. Reis auf eine Platte geben und im Kühlschrank abkühlen lassen.
2. 400 g Brokkoli, 4 Lauchzwiebeln, 4 Karotten und 1 Knoblauchzehe putzen bzw. schälen. Brokkoli in feine Röschen teilen. Lauchzwiebeln und Karotten kleinschneiden. Knoblauch fein hacken.
3. Inzwischen für die Schnitzel 2 Zwiebeln abziehen und fein würfeln. 2 Scheiben Schinken kleinschneiden. 300 g Pilze putzen und in Scheiben schneiden.
4. 2 EL Öl in einer Pfanne erhitzen. Pilze darin anbraten. Zwiebeln zugeben und mitbraten, bis sie goldgelb sind. Mit wenig Salz und Pfeffer würzen. Schinken untermischen und beiseitestellen.
5. Fleisch etwas trockentupfen und flachklopfen. 4 EL Mehl, ½ TL Salz und ½ TL Pfeffer auf einem Teller mischen. 2 Eier verquirlen. Schnitzel zunächst in Mehl, dann in den Eiern und zuletzt nochmal im Mehl wenden.
6. 2 EL Butterschmalz in einer Pfanne erhitzen. Schnitzel darin von beiden Seiten jeweils 2 Minuten anbraten. Herausnehmen und auf ein mit Backpapier belegtes Blech legen.
7. Pilzmasse gleichmäßig auf den Schnitzeln verteilen. 100 g Käse darüber reiben und im Backofen bei 200 °C Ober- und Unterhitze ca. 15 Minuten überbacken.
8. Inzwischen für den Reis Öl in einer Pfanne erhitzen. Knoblauch darin andünsten. Abgekühlten Reis zugeben und bei starker Hitze knusprig braten.
9. Brokkoli, Karotten und Lauchzwiebeln zugeben. Alles ca. 3–4 Minuten braten. 50 ml Brühe und 150 g Erbsen (gefroren) zugeben und weitere 3–4 Minuten braten.
10. Reis mit Sojasauce und Pfeffer würzen. Petersilie abbrausen, trockenschütteln und mit dem Reis mischen.
11. Schnitzel aus dem Ofen nehmen, mit dem Reis anrichten und servieren.

Tee-Creme mit japanischem Matcha

von Björn Deinert

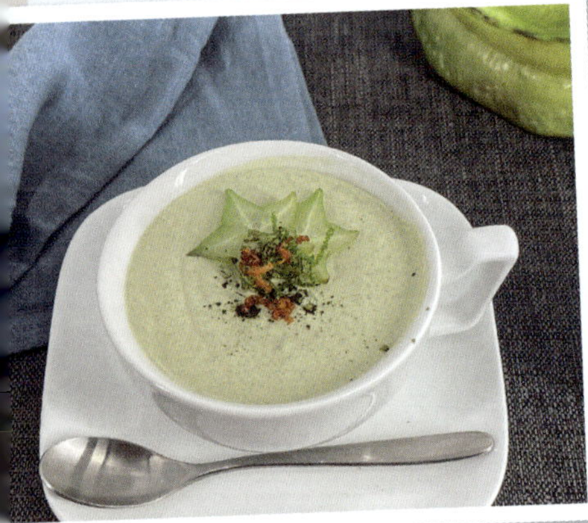

Zutaten

- 250 g Schlagsahne
- Matcha-Teepulver
- 150 g Crème fraîche
- 3 EL Puderzucke
- ¼ TL fein abgeriebene Bio-Limettenschale
- 10 ml Pfefferminzlikör
- 1 Spritzer Limettensaft oder Zitronensaft
- 1 Sternfrucht

Zubereitung

1. Am Vorabend 250 g Sahne in einem kleinen Topf leicht erwärmen und so viel Matcha-Teepulver darin auflösen, dass eine appetitliche grüne Farbe erreicht wird. Die Sahne abkühlen lassen und am besten über Nacht sehr gut kühlen.
2. Am nächsten Tag die Grüntee-Sahne in eine Schüssel geben und mit den Quirlen des Handrührers oder in der Küchenmaschine steif schlagen.
3. 150 g Crème fraîche in eine große Schüssel geben und mit einem Schneebesen glattrühren. 3 EL Puderzucker, 0,25 TL Limettenschale, 10 ml Pfefferminzlikör und einen Spritzer Limettensaft unterrühren.
4. Geschlagene Grüntee-Sahne auf die Creme geben und mithilfe des Schneebesens unterheben. Creme in 4 Schälchen füllen und kaltstellen.
5. Zum Servieren mit wenig Grünteepulver durch ein Sieb bestäuben.
6. Die Matcha-Creme mit gelben Früchten belegen – zum Beispiel mit Scheiben von Sternfrucht.

Montag 24

Dienstag 25

Mittwoch 26

Donnerstag 27

Freitag 28

Samstag 29

Beginn der Sommerzeit

Sonntag 30

Zu erledigen

KW 13
März

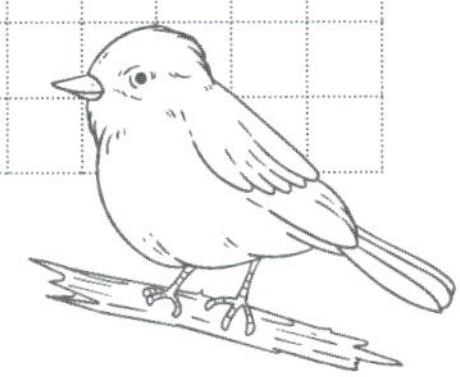

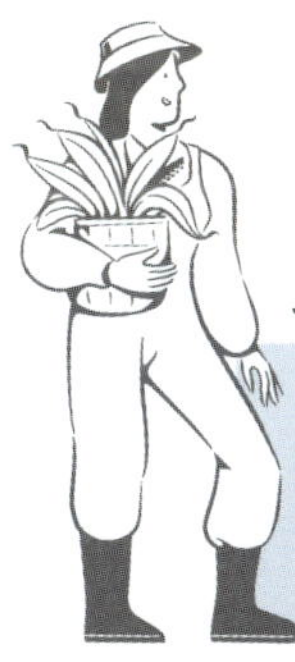

Auflösung

Schnee, der erst im Märzen weht, abends kommt und gleich vergeht.

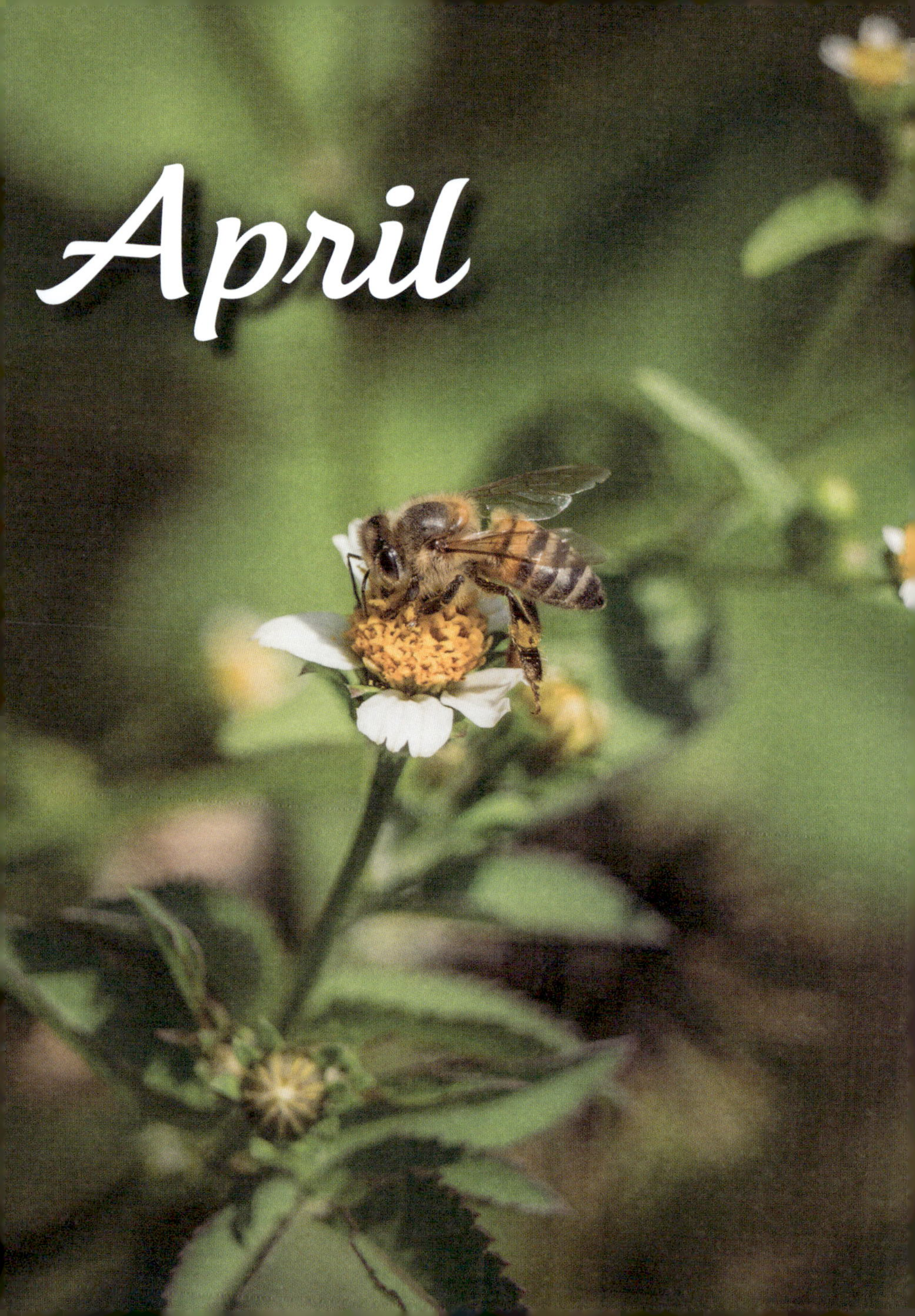
April

Montag **31**

Dienstag **1**

Mittwoch **2**

Donnerstag **3**

Freitag **4**

Samstag **5**

Sonntag **6**

Zu erledigen

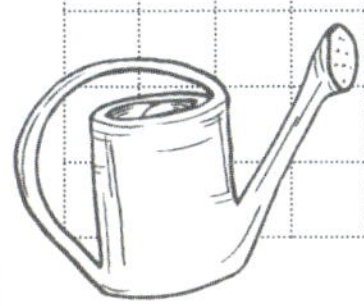

KW 14
April

Bauernregel

Wenn der April Spektakel macht, gibt's Korn und .... in voller Pracht.

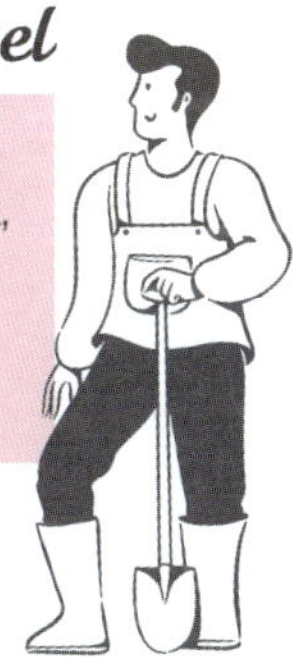

Kartoffeln auf dem Balkon oder der Terrasse anbauen

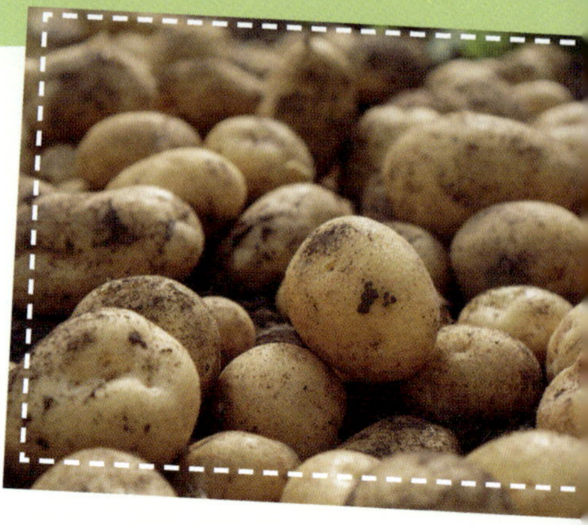

Garten-Tipp

Heike Boomgaarden

Kartoffeln lassen sich auf dem Balkon oder der Terrasse einfach selbst ziehen. Der Anbau im Betonkübel oder in Pflanzsäcken gelingt sehr gut, denn Kartoffeln wollen „angehäufelt" werden. Als Saatgut sind angekeimte Kartoffeln aus dem eigenen Vorrat sehr gut geeignet. Im Fachhandel gibt es auch spezielle Saatkartoffeln. Verwenden Sie gute Balkonerde oder reichern Sie „gebrauchte" Erde mit etwas Kompost an. Außerdem sollten Sie 2 EL Gesteinsmehl pro Pflanzgefäß unter das Substrat mischen. Wenn Sie die ersten Sprossen sehen, werden diese wieder mit Erde abgedeckt. Das fördert den Ertrag.

Körniger Frischkäse

von Sabrina Dürr

So geht's

1 l Milch leicht erwärmen. Derweil 2 Zitronen auspressen und nach und nach den Saft dazugeben, während man mit dem Kochlöffel (nicht Schneebesen!) rührt, bis die Milch „ausflockt". Die Masse ca. zehn Minuten stehen lassen und in ein mit einem Passiertuch, Mulltuch oder Küchentuch ausgelegtes Sieb gießen. Mindestens 25 Minuten abtropfen lassen oder über Nacht in den Kühlschrank stellen. Leicht ausdrücken und je nach Belieben mit Kräutern, Kresse, Curry, Meerrettich, Radieschen o.ä. verfeinern.

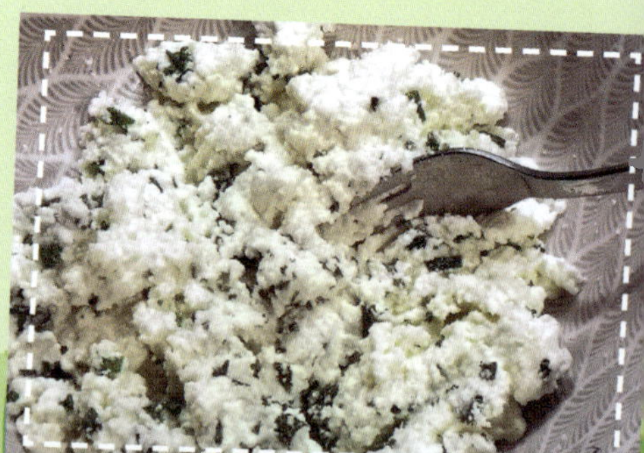

Montag 7

Dienstag 8

Mittwoch 9

Donnerstag 10

Freitag 11

Samstag 12

Sonntag 13

Zu erledigen

- [ ]
- [ ]
- [ ]

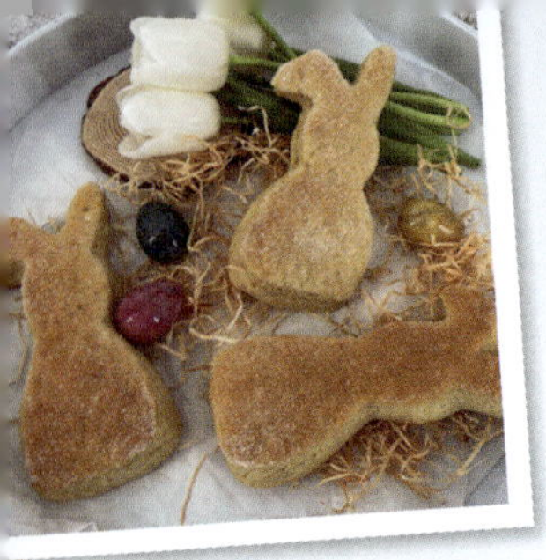

Zuckersüße Häschen aus Quark-Hefeteig

von Stina Spiegelberg

3 Stunden

Für 4 Stück

Zutaten

Für den Hefeteig

- 400 g Weizenmehl, Type 405
- 60 g Zucker
- 20 g frische Hefe
- 200 g veganer Quark
- 100 ml Haferdrink
- 80 ml Pflanzenöl

Für den Zuckermantel

- 100 g feiner Zucker
- 3–4 EL vegane Sahne

Außerdem

- Mehl für die Arbeitsfläche
- Backblech mit Backpapier
- Kuchenrolle/Teigrolle
- Ausstecher in Hasenform, ca. 19,5 cm

Zubereitung

1. Für den Hefeteig 400 g Mehl und 60 g Zucker in eine große Schüssel geben. 20 g Hefe hineinbröseln. 200 g Quark, 100 ml Haferdrink und 80 ml Öl zugeben und mit den Knethaken des Handrührers oder in der Küchenmaschine 5 Minuten bei mittlerer Geschwindigkeit zu einem glatten Teig kneten.
2. Teig zu einer Kugel formen und in der Schüssel abgedeckt an einem warmen Ort (Temperatur unter 40 °C) 2 Stunden gehen lassen.
3. Ein Backblech mit Backpapier auslegen. Backofen auf 200 °C Ober-/Unterhitze vorheizen. Eine Arbeitsfläche leicht bemehlen. Den Teig auf der Arbeitsfläche kurz durchkneten und anschließend 2 cm dick ausrollen. Vier Häschen ausstechen und mit etwas Abstand auf das vorbereitete Blech legen.
4. Häschen im heißen Ofen auf dem Blech in der Ofenmitte 15 Minuten goldgelb backen.
5. Inzwischen für den Zuckermantel den feinen Zucker auf einen großen flachen Teller geben. Häschen sofort nach dem Backen nacheinander mit veganer Sahne bestreichen und sofort mit der bestrichenen Seite in den Zucker drücken. Häschen auf einem Gitter auskühlen lassen.

Frühlingshafte Blumendeko aus Eierkartons

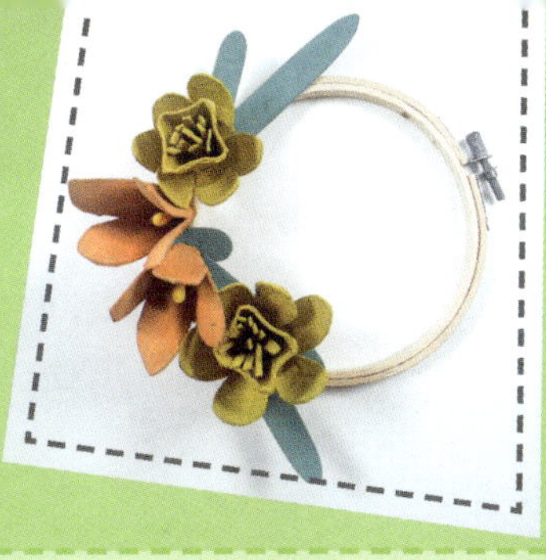

Kreativ-Tipp

Lisa Vöhringer

Aus Eierkarton entsteht eine frühlingshafte Dekoration für Zuhause! Als Wand- oder Türkranz, Deko-Lichterkette oder Äste, Kunstblumenstrauß und vieles mehr.

So geht's

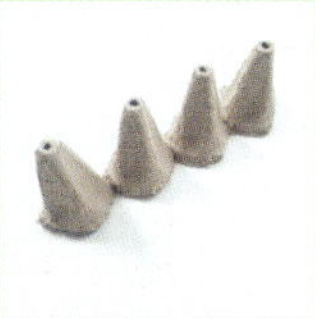

1. Trennen Sie den mittleren Steg aus dem Eierkarton heraus. Bei einem 10er Karton haben Sie 4 dieser mittleren Stege. Teilen Sie diese in 4 Teile.

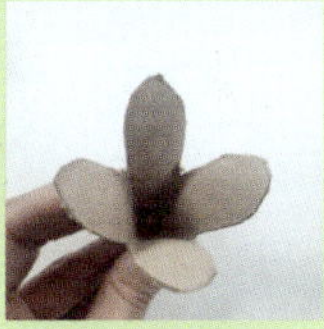

2. Wenn Sie sich die kleinen Papier-Hütchen nun anschauen, sehen Sie ein Muster, das 4 Blütenblätter zeigt. Schneiden Sie die Hütchen entsprechend zu.

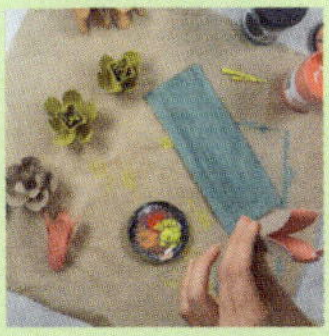

3. Bemalen Sie die Papierblumen in der Farbe Ihrer Wahl und lassen Sie die Farbe gut trocknen. Nehmen Sie 2 Wattestäbchen und halbieren Sie beide. Malen Sie diese nach Belieben an.

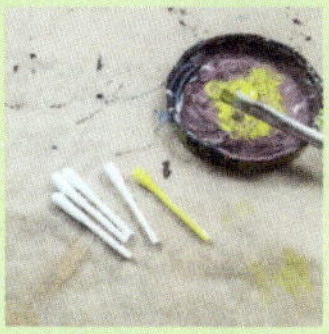

4. Fixieren Sie die Wattestäbchen in der Blumenmitte mit etwas Heißkleber. Sollte die Blume an dieser Stelle ein Loch haben, kleben Sie vorher ein kleines Stück Eierkarton an der Stelle an und schneiden Sie die überstehenden Ränder nach dem Trocknen des Klebers ab.

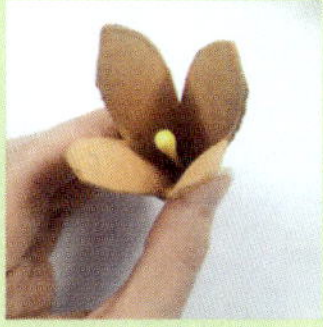

5. Fertig ist die erste Blüte! Basteln Sie beliebig viele Blüten und bemalen Sie sie in verschiedenen Farben.

Tipp: Ordnen Sie die Blüten auf einem Stickrahmen an und befestigen Sie sie mit etwas Heißkleber.

Material

- Eierkartons
- Wattestäbchen
- Schere
- Acryl- oder Kreidefarbe
- Pinsel und Malunterlage
- Heißklebepistole
- Stickrahmen aus Holz, nach Belieben

Heißer Osterpunsch

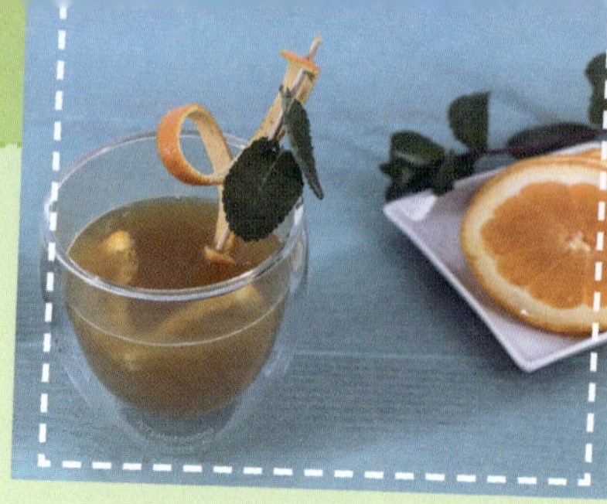

von Björn Deinert

So geht's

2 TL Earl Grey Tee mit 250 ml kochend sprudelndem Wasser in einer Teekanne übergießen und 2 Minuten ziehen lassen. Nach der Ziehzeit die Teeblätter herausnehmen. Inzwischen 250 ml Weißwein und 2 EL Vanillezucker in einen Topf geben und erhitzen, jedoch nicht kochen. Sobald sich der Zucker aufgelöst hat zum Tee geben. Je 125 ml Orangensaft, Maracujasaft und Mangosaft zur Tee-Wein-Mischung geben und nochmals erwärmen, jedoch nicht kochen. Den Punsch mit Veilchen- oder Waldmeistersirup abschmecken, in hitzebeständige Gläser oder Tassen füllen und jeweils mit einer Orangenscheibe dekorieren.

Die Kraft des Löwenzahn

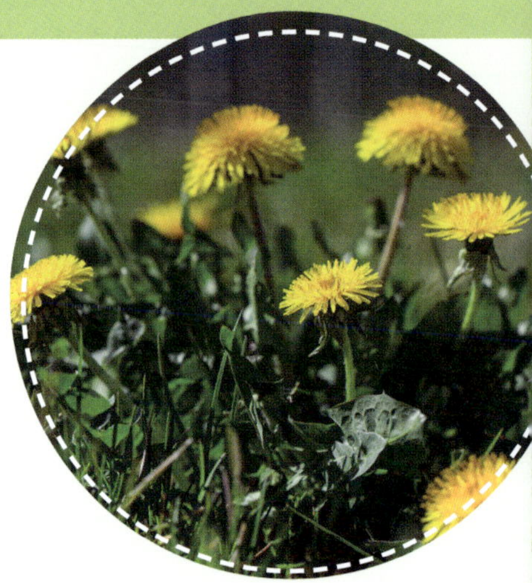

Ernährungs-Tipp

Astrid Fiebich

Der Löwenzahn eignet sich hervorragend für eine Frühjahrskur. Er regt den Stoffwechsel an, verhilft zur Antriebssteigerung und bewirkt eine schonende und gleichzeitig stärkende Anregung der Nieren- und Blasentätigkeit. Das darin enthaltene Taraxacin wirkt entgiftend und ausleitend. Eine vierwöchige Kur soll tonisierend auf das Bindegewebe sowie die Niere und Leber wirken. Deswegen wird der Löwenzahn auch gern als das „Ginseng Europas" bezeichnet. Wer die rohen Stengel nicht mag, kann sich einen Löwenzahn-Smoothie zubereiten.

Montag **14**

Dienstag **15**

Mittwoch **16**

Gründonnerstag Donnerstag **17**

Karfreitag Freitag **18**

Samstag **19**

Ostersonntag Sonntag **20**

Zu erledigen

- [ ]
- [ ]
- [ ]

KW 16 April

KAFFEE ODER TEE

Bewässerungskalender von Mai bis August

In den wärmeren Monaten müssen die Pflanzen regelmäßig gegossen werden. Insbesondere in regenarmen, trockenen Zeiten dürfen Sie die Bewässerung nicht vergessen. Ab Mai finden Sie in Ihrem Kalendarium eine Erinnerungshilfe, damit Ihre Pflanzen gut durch die Sommermonate kommen und Sie den Überblick behalten. Mithilfe der vorgedruckten Gießkannen können Sie sich notieren, wann Sie gegossen haben oder gießen müssen.

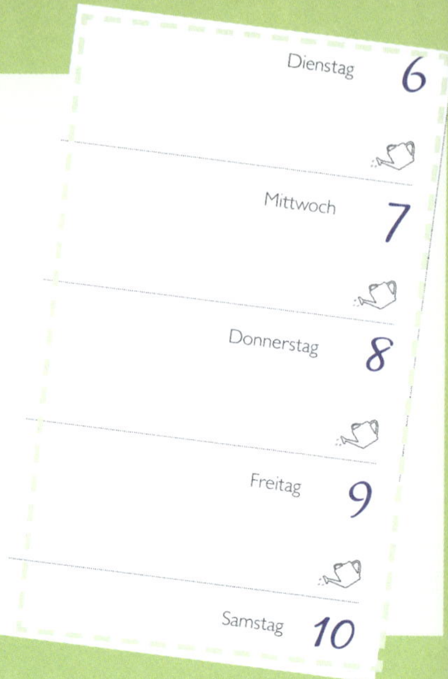

So gelingt die Selbstversorgung mit essbaren Wildpflanzen

Pflanzen-Tipp

Eva Hofmann

Essbares aus der freien Natur liegt im Trend, denn Wildpflanzen sind gesund für Groß und Klein. Die Lösung: Selbst anbauen oder in der freien Natur auf Entdeckungstour gehen. Mit Bestimmungsbuch und Lupe können Sie die Pflanzen genauer kennenlernen. Wildpflanzen siedeln sich auch von selbst im Gartenbeet an. Wenn man ihnen etwas Platz einräumt, gedeihen sie gut und liefern das ganze Jahr und über mehrere Jahre hinweg Köstliches für den Salat oder zu gedünstetem Gemüse. Neben dem bewährten Löwenzahn lassen sich Brennnesseln zum Beispiel leicht ausgraben und für den häuslichen Gebrauch anbauen. Sie schmecken besonders im Smoothie oder zu Rührei. Vogelmiere wächst gerne zwischen anderen Gemüsen und liefert fein gehackt eine Menge Vitamin C.

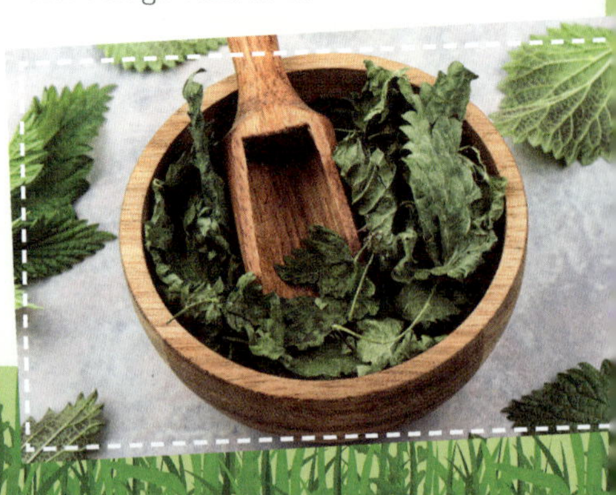

Ostermontag

Montag 21

Dienstag 22

Mittwoch 23

Donnerstag 24

Freitag 25

Samstag 26

Sonntag 27

Zu erledigen

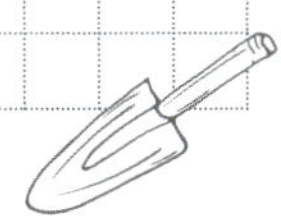

KW 17
April

KAFFEE ODER TEE
SWR

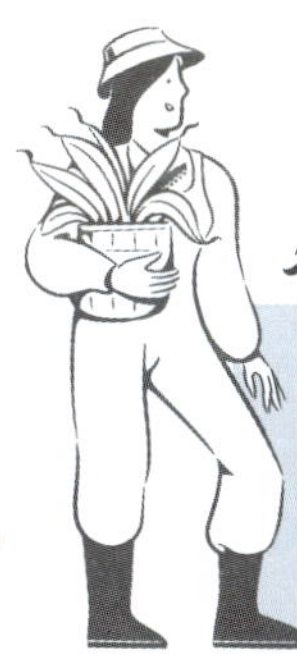

Auflösung

Wenn der April Spektakel macht, gibt's Korn und Heu in voller Pracht.

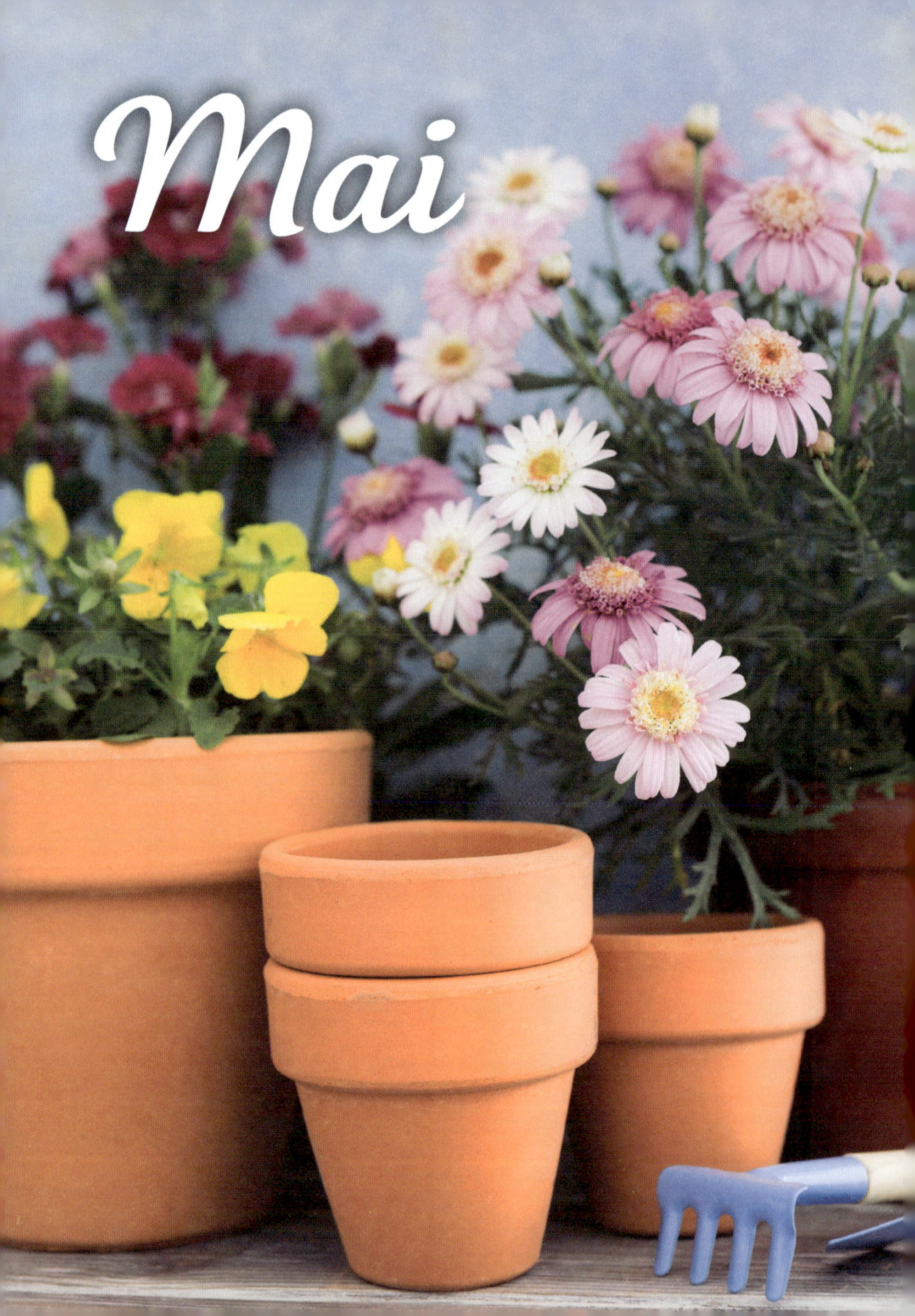
Mai

Montag 28

Dienstag 29

Mittwoch 30

Tag der Arbeit

Donnerstag 1

Freitag 2

Samstag 3

Sonntag 4

Zu erledigen

KW 18
Mai

KAFFEE ODER TEE

Bauernregel

Gewitter im Mai bringen .... herbei.

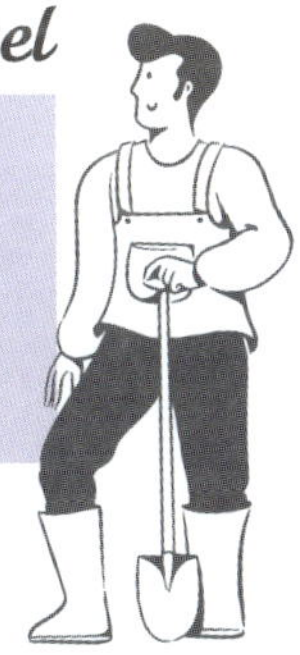

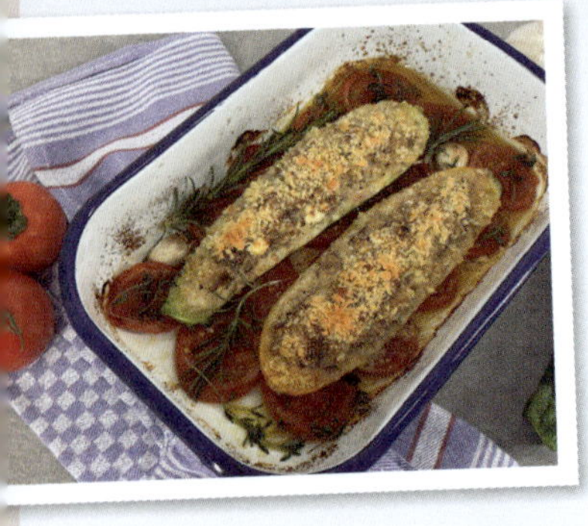

Gefüllte Zucchini mit Hackfleisch und Feta

von Caroline Autenrieth

1 Stunde

Für 4 Personen

Zutaten

- 4 Zucchini, mittelgroß
- etwas Salz
- 4 Tomaten, mittelgroß
- etwas Olivenöl
- 2 rote Zwiebeln
- 2 Knoblauchzehen
- ½ Bund Basilikum
- 250 g Hackfleisch, gemischt
- 1 Ei, Größe M
- etwas Pfeffer
- 100 g Fetakäse
- 4 EL Pankobrösel oder Semmelbrösel, gerne grob

Zubereitung

1. 4 Zucchini halbieren, aushöhlen und etwa 5 Minuten in leicht gesalzenem Wasser blanchieren. Anschließend herausheben, kalt abbrausen und abtropfen lassen.
2. 4 Tomaten abbrausen, trockenreiben und in Scheiben schneiden. In einer ofenfesten Form auslegen. Mit Salz bestreuen und mit etwas Olivenöl beträufeln. Auf der mittleren Schiene bei 180 °C Ober- und Unterhitze vorgaren.
3. In der Zwischenzeit 2 Zwiebeln sowie 2 Knoblauchzehen abziehen und fein hacken. Ein halbes Bund Basilikumblätter fein schneiden. Das Zucchini-Fruchtfleisch fein hacken.
4. Zwiebeln, Knoblauch und Basilikum mit 250 g Hackfleisch, Zucchini-Fruchtfleisch und 1 Ei zu einer homogenen Masse verkneten. Mit Salz und Pfeffer würzen. 100 g Feta zerkrümeln und ebenfalls unter die Hackmasse mischen.
5. Die Zucchini mit der Hackmasse füllen. 4 EL Pankobrösel darüberstreuen und mit etwas Olivenöl beträufeln.
6. Zucchini auf die Tomaten setzen. Im Ofen auf der mittleren Schiene ca. 30 Minuten backen.
7. Zucchini herausnehmen und auf Tellern verteilen. Dazu passt Kartoffelsalat oder Baguette.

Montag 5

Dienstag 6

Mittwoch 7

Donnerstag 8

Freitag 9

Samstag 10

Beginn Eisheilige
Muttertag

Sonntag 11

Zu erledigen

Maultaschen-Spieße mit Senf-Honig-Dip

45 Minuten

von Eberhard Braun

Für 4 Personen

Zutaten

Für den Dip

- 30 g Butter
- 30 g Honig
- 30 g Senf, mittelscharf
- 30 g Senf, grobkörnig

Für die Spieße

- 8 Scheiben Speck, dünn, luftgetrocknet
- 2 TL Senf
- 16 Suppenmaultaschen, klein, alternativ 4 Maultaschen vierteln

Außerdem

- Einmachglas, ofenfest
- Holzspieße

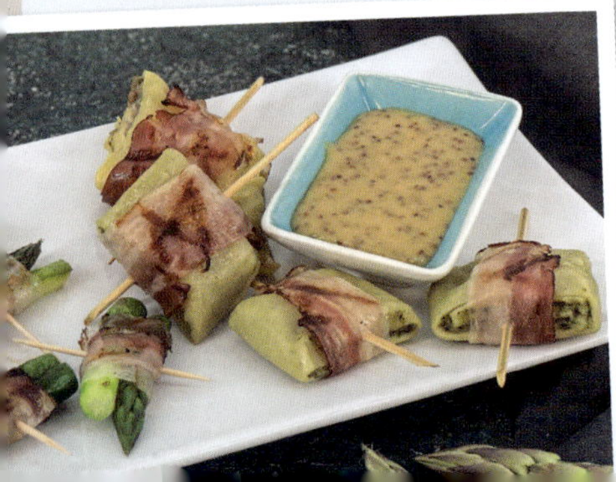

Zubereitung

1. Für den Dip 30 g Butter in ein Glas geben. 30 g Honig und jeweils 30 g beider Senfsorten zugeben und verrühren. Die Senfmischung in ein kleines Einmachglas mit Deckel geben.
2. Das Einmachglas verschließen und für ca. 10 Minuten im Backofen bei 90–100 °C Ober- und Unterhitze (oder an einer kühleren Stelle am Grill) erhitzen, bis die Butter geschmolzen ist. Herausnehmen, schütteln und bis zum Servieren beiseitestellen.
3. Für die Spieße 8 Speckscheiben quer halbieren und nebeneinander auslegen. Dünn mit 2 TL Senf bestreichen.
4. Jeweils eine kleine Suppenmaultasche in eine halbe Speckscheibe einwickeln und mit einem Holzspießchen fixieren. Die Spieße auf dem Grill (oder in einer Grillpfanne) bei mittlerer Hitze von allen Seiten ca. 4–5 Minuten knusprig braten.
5. Den Honig-Senf-Dip nochmal gut schütteln und mit den Spießen anrichten und servieren.

Montag 12

Dienstag 13

Mittwoch 14

Donnerstag 15

Freitag 16

Samstag 17

Sonntag 18

Zu erledigen

- [ ]
- [ ]
- [ ]

KW 20 Mai

KAFFEE ODER TEE

Die Gartenmöbel sauber und schön machen

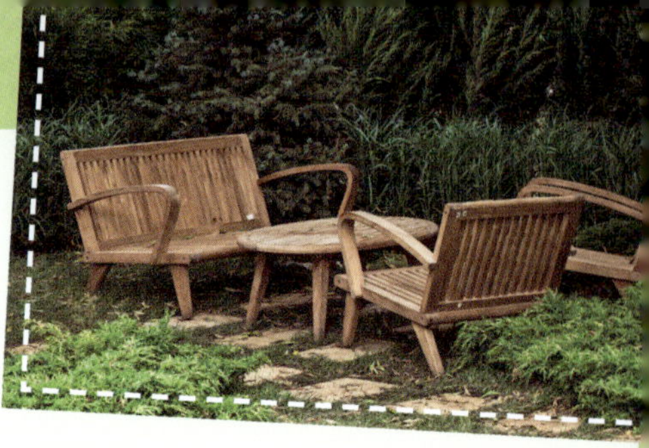

Garten-Tipp

Martina Schäfer

Wenn die Gartensaison losgeht, können Oberflächen und Material Ihrer Gartenmöbel mit einfachen Mitteln wieder aufgefrischt und fit für die Saison gemacht werden.

Zunächst können die Möbel mit einem Handbesen abgekehrt und danach mit einer leichten Spülmittellösung gereinigt werden, um sie von Belägen und Schmutzfilmen zu befreien. Bei Kunststoffmöbeln kann man versuchen, Flecken mit einer Lösung aus Allzweck- oder Essigreiniger zu bekämpfen. Ein angefeuchteter Schmutzradierer und Vollwaschmittelpulver lassen weiße Kunststoffmöbel wieder strahlen. Gartenmöbel aus Holz kann man sehr gut mit in Wasser aufgelöster Kernseife reinigen. Danach gut abspülen und trockenwischen. Wenn alles trocken ist, die Oberfläche mit einem speziellen Öl einlassen.

Tipps für kahle Ecken im Garten

Garten-Tipp

Heike Boomgaarden

Sattes Grün im Garten, das erfreut uns. Umso auffälliger sind unschöne und kahle Ecken. Mit einigen Pflanzen können Sie schnell und einfach Abhilfe schaffen.

Der stark wüchsige Efeu Hedera Hibernica kommt mit allerlei Standorten zurecht. Vor allem unter Gehölzen kann er sich prima breit machen, wächst aber auch gerne in die Höhe. Das Immergrün zeigt sich mit vielen Blütenfarben im April und Mai auch farbig. Ansonsten ist die dankbare Pflanze ein Hingucker unter Gehölzen, mag es halbschattig bis schattig. Wer den Blick auf den Fahrradständer oder eine Mauer angenehm gestalten möchte, ist mit Hainbuchen sehr gut beraten. Wer wurzelnackte Hainbuchen recht eng pflanzt – alle 20 cm – erhält mit der Zeit eine dichte Hecke, die sich gut in Form halten lässt und preisgünstig ist.

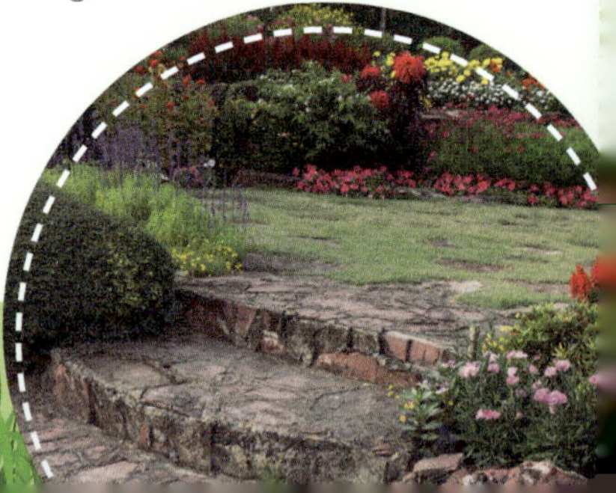

Montag **19**

Dienstag **20**

Mittwoch **21**

Donnerstag **22**

Freitag **23**

Samstag **24**

Sonntag **25**

Zu erledigen

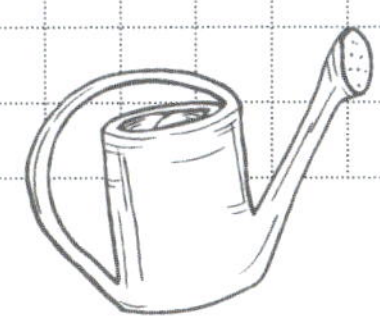

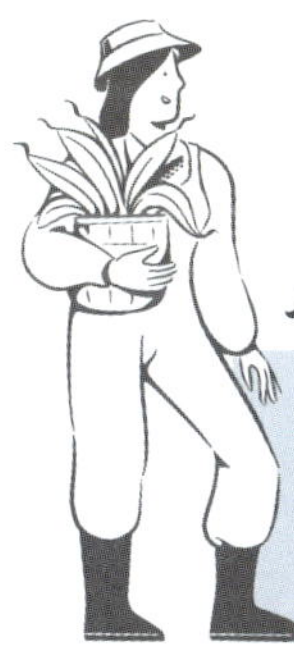

Auflösung

Gewitter im Mai bringen Früchte herbei.

Die Heilwirkung der Schafgarbe

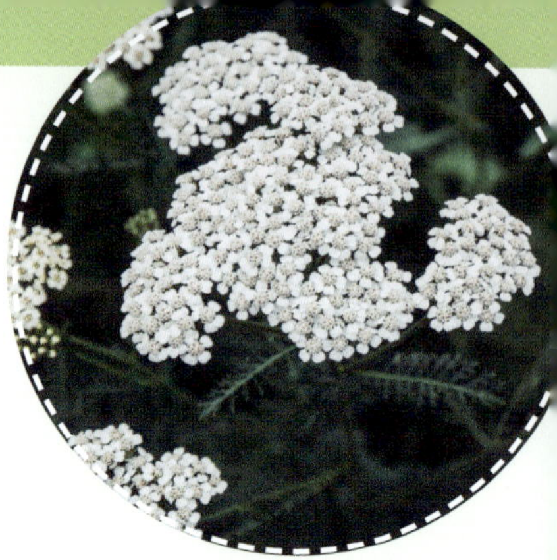

Pflanzen-Tipp

Dajana Krüger

Wegen ihres sehr breiten Wirkungsspektrums nennt man die Schafgarbe auch „Heil aller Schäden". Die Schafgarbe wirkt unter anderem krampflösend und wundheilend. Sie soll verdauungsfördernd und gegen Blähungen wirken, die Leber stärken und sogar bei Krampfadern helfen. Auch bei Blasenentzündungen und Erkältungskrankheiten wird die Schafgarbe gerne eingesetzt.

Wer die Schafgarbe trocknen will, erntet sie am besten an einem warmen, sonnigen Vormittag, denn im Hochsommer sind die ätherischen Öle in den Blüten und Blättern am besten konzentriert. Die Pflanze eine Handbreit über dem Boden abschneiden, damit die Schafgarbe wieder nachwachsen kann.

Sprossen selbst keimen

Ernährungs-Tipp

Sabine Schütze

Im März ist der ideale Zeitpunkt, um Sprossen auf der Fensterbank zu ziehen. Der Vorteil: Keimsprossen wachsen schnell und bringen einen echten Vitaminkick in die Küche. Um Sprossen zu ziehen, sollte kleineres Saatgut einige Stunden, größeres Saatgut bis zu 24 Stunden einweichen. Die optimale Keim-Temperatur liegt bei 18–22 °C. Schleimbildende Saaten wie Kresse und Rucola bringen Sie am besten auf ein Küchenpapier aus und besprühen Sie anschließend mit Wasser zum Feuchthalten. Alle anderen Keimlinge, die in einem Glas oder Keimgefäß übereinanderliegen, sollten Sie zwei Mal am Tag spülen.

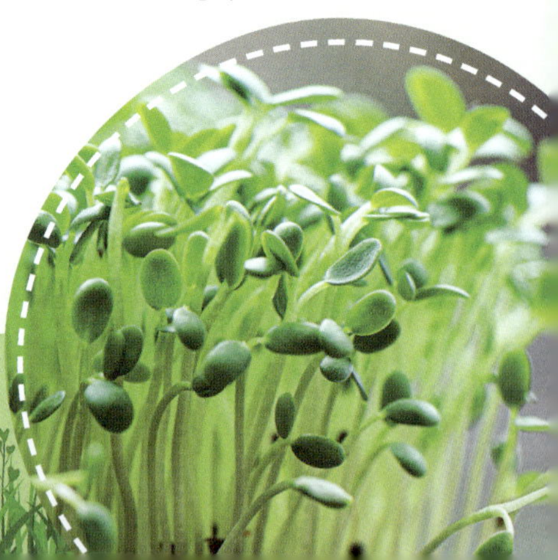

Spinatsalat mit Knoblauch und Croutons

von Caroline Autenrieth

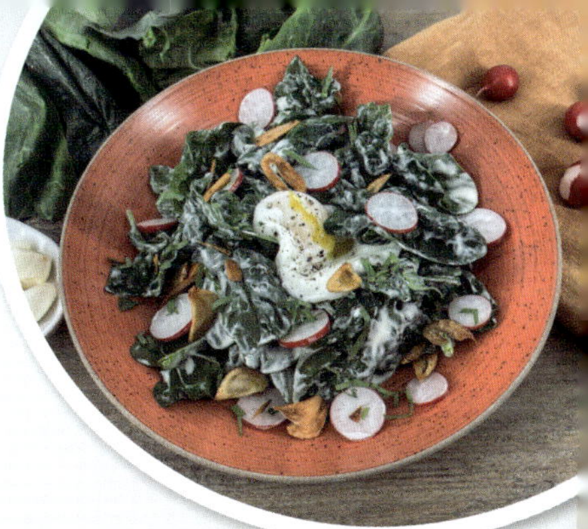

Für 4 Personen

Zutaten

Für den Salat

- 4 Eier, Größe M
- 2 Knoblauchzehen
- 1 EL Olivenöl
- 200 g Spinat, jung
- 1 Bund Radieschen
- 1 Bund Schnittlauch
- 1 Stiel Liebstöckel

Für das Dressing

- 150 g Joghurt
- 1 TL Dijonsenf
- 1 TL Zucker
- 1 EL Olivenöl
- etwas Salz
- ½ Zitrone, der Saft davon

Für die Croutons

- 4 Scheiben Weißbrot, gerne vom Vortag
- 2 EL Olivenöl
- 1 EL Butter

Zubereitung

1. Für den Salat 4 Eier ca. 5–7 Minuten kochen (oder pochieren). Abgießen und kalt abbrausen. 2 Knoblauchzehen abziehen und in Scheiben schneiden. Für die Croutons 4 Scheiben Weißbrot würfeln.
2. 2 EL Öl und 1 EL Butter in einer Pfanne erhitzen. Brotwürfel zugeben und bei mittlerer Hitze ca. 3–4 Minuten goldbraun rösten. Auf Küchenpapier abtropfen lassen.
3. Olivenöl erhitzen. Knoblauchscheiben darin goldbraun rösten. Ebenfalls abtropfen lassen.
4. 200 g Spinat und je 1 Bund Radieschen, Schnittlauch und Liebstöckel verlesen, putzen, abbrausen und trocknen. Spinat trockenschleudern. Radieschen in Scheiben oder Viertel schneiden. Schnittlauch in Röllchen und Liebstöckel fein schneiden.
5. Für das Dressing 150 g Joghurt, je 1 TL Senf und Zucker, 1 EL Öl, etwas Salz und den Saft einer halben Zitrone verrühren. Eier schälen und in Viertel oder Scheiben schneiden.
6. Salat mit dem Dressing mischen. Mit Croutons, geröstetem Knoblauch und Ei anrichten und servieren.

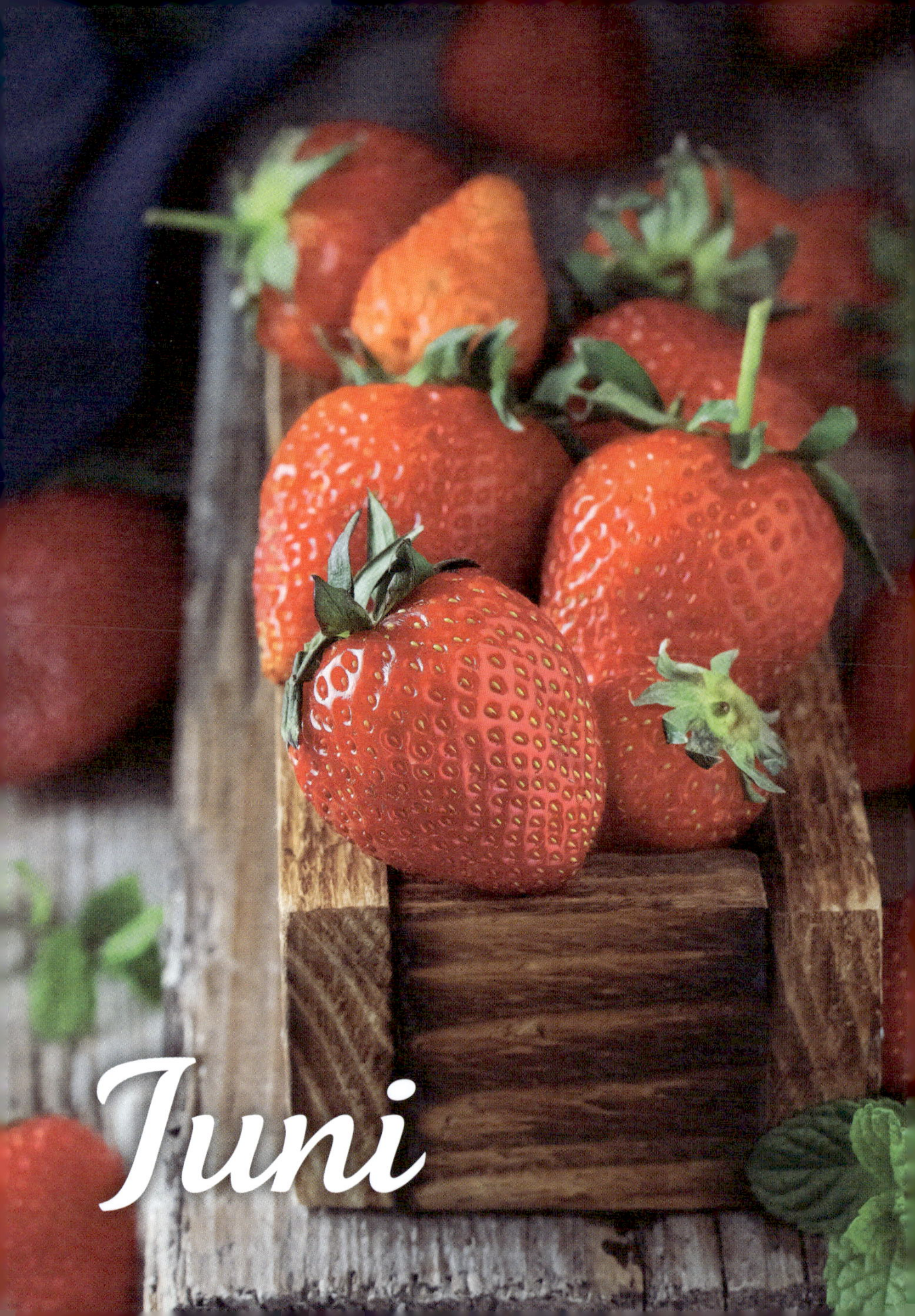

Juni

Zu erledigen

Montag **26**

Dienstag **27**

Mittwoch **28**

Christi Himmelfahrt

Donnerstag **29**

Freitag **30**

Samstag **31**

Sonntag **1**

KW 22
Juni

Bauernregel

Ist der Juni warm und nass, gibt's viel Korn und noch mehr

....

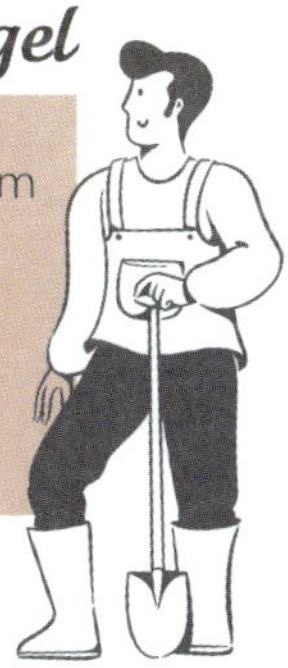

Rhabarber-Scones mit Erdbeer-Dip

von Lisa Rudiger

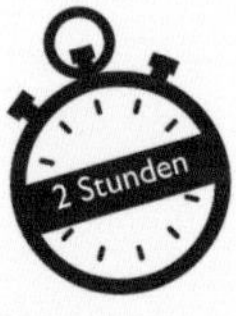

Für 32 Stück

Zutaten

Für den Erdbeer-Dip

- 250 g Erdbeeren
- 50 g Zucker
- 1 Bio-Zitrone, der Saft davon

Für die Scones

- 300 g Weizenmehl, Type 405
- 2 TL Backpulver
- 125 g Rhabarber
- 100 g kalte Butter
- etwas Salz
- 60 g brauner Zucker
- 60 g Schlagsahne
- 60 ml Milch
- 1 Eiweiß, Größe M, für den Teig
- 1 Eigelb, Größe M, zum Bestreichen

Außerdem

- Backblech
- Backpapier
- runder Ausstecher, Ø 4,5 cm
- sauberes Twist-Off-Glas, ca. 400 ml

Zubereitung

1. Für den Dip 250 g Erdbeeren waschen, trockentupfen und entkelchen. Beeren sehr klein schneiden.
2. Erdbeeren, 50 g Zucker und Zitronensaft in einen Topf geben und offen aufkochen. Bei milder Hitze 1–2 Minuten köcheln lassen. In ein sauberes Twist-Off-Glas füllen und abkühlen lassen.
3. Für die Scones 300 g Mehl und 2 TL Backpulver zusammen in eine Schüssel sieben. Rhabarber putzen, waschen, trockentupfen und in kleine Stücke schneiden
4. 100 g Butter würfeln, mit ¼ TL Salz zum Mehl geben und mit den Händen zu Streuseln verkneten. Rhabarber und 60 g Zucker mit den Händen untermischen.

5. 60 g Sahne, 60 ml Milch und 1 Eiweiß verrühren und zum Teig geben. Alles kurz mit der Hand zusammenwirken.
6. Teig in Frischhaltefolie wickeln und 1–2 Stunden kaltstellen.
7. Ein Backblech mit Backpapier auslegen. Backofen auf 220 °C Ober-/Unterhitze vorheizen.
8. Teig auf der leicht bemehlten Arbeitsfläche 1,5–2 cm dick ausrollen. Mit einem runden Ausstecher dicht an dicht Taler ausstechen und auf das vorbereitete Blech legen.
9. Die Scones mit Eigelb bestreichen und im heißen Ofen in der Ofenmitte 12–14 Minuten goldbraun backen.
10. Die Scones auf dem Blech auf einem Gitter kurz abkühlen lassen und noch warm mit dem Erdbeer-Dip genießen.

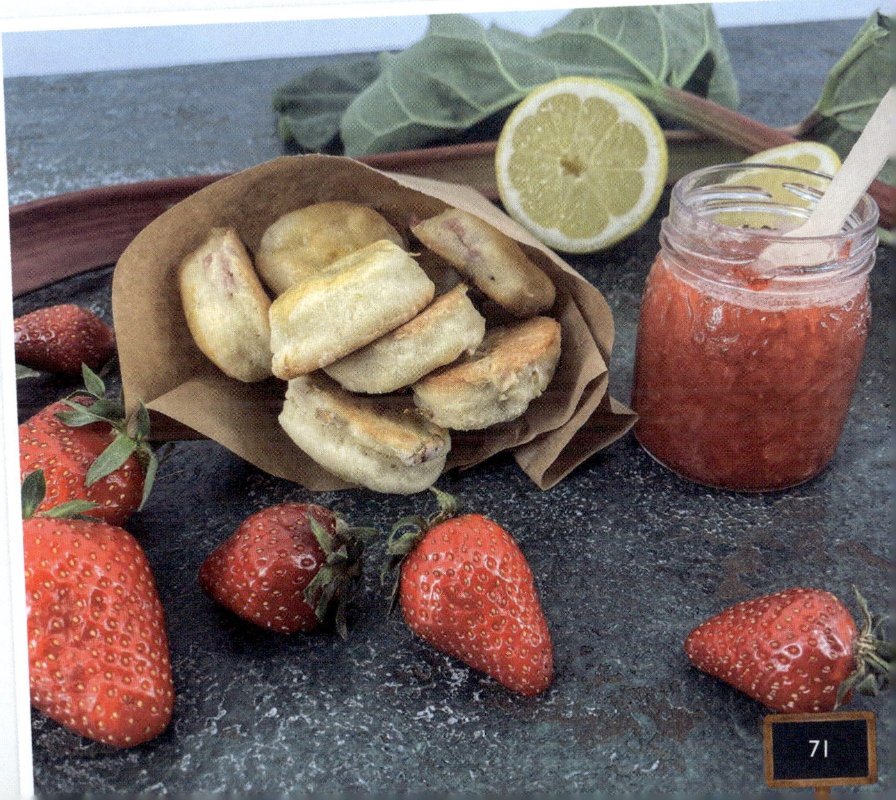

Zu erledigen

2 Montag

3 Dienstag

4 Mittwoch

5 Donnerstag

6 Freitag

7 Samstag

8 Sonntag Pfingstsonntag

Pfingstmontag

Montag **9**

Dienstag **10**

Mittwoch **11**

Donnerstag **12**

Freitag **13**

Samstag **14**

Sonntag **15**

Zu erledigen

☐

☐

☐

Dinkelknöpfle mit Sommergemüse und Bergkäse

von Rainer Klutsch

Für 4 Personen

Zutaten

Für die Knöpfle

- 400 g Dinkelmehl
- 4 Eier, Größe M
- 500 ml Wasser
- etwas Salz
- etwas Pfeffer
- etwas Muskatnuss

Für das Gemüse

- 2 Lauchzwiebeln
- 2 Zucchini, mittelgroß
- 250 g Kirschtomaten
- 1 Paprikaschote, gelb
- etwas Salz
- etwas Pfeffer
- ½ Bio-Zitrone Saft und Schale davon
- 4 EL Olivenöl

Für das Pesto

- 40 g Sonnenblumenkerne oder Haselnüsse
- 2 Bund Kräuter, gemischt, je nach Saison
- 1 Knoblauchzehe
- 70 ml Olivenöl
- 70 g Hartkäse, z. B. Bergkäse oder Parmesan, gerieben
- etwas Salz
- etwas Pfeffer

Außerdem

- etwas Bergkäse, gerieben

Zubereitung

1. Für die Knöpfle 400 g Mehl, 4 Eier, 500 ml Wasser (nach und nach zugeben), Salz, Pfeffer und Muskatnuss zu einem glatten, zähflüssigen Teig schlagen, bis erste Bläschen an der Teigoberfläche zu sehen sind. Den Teig anschließend ca. 5 Minuten quellen lassen.

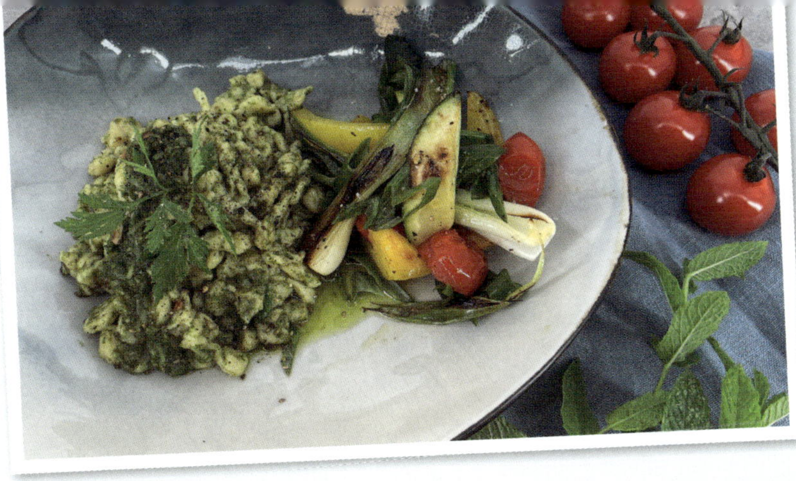

2. In einem hohen Topf reichlich Wasser und 2 EL Salz mischen und aufkochen lassen. Temperatur herunterschalten.
3. Den Teig nach und nach durch ein Knöpflesieb ins siedende Wasser drücken. Steigen die Knöpfle an die Oberfläche, sind sie gar. Herausnehmen und kurz in ein kaltes Wasserbad geben. Knöpfle abtropfen lassen und warm halten.
4. Inzwischen 2 Lauchzwiebeln, 2 Zucchini, 250 g Tomaten und Paprika putzen bzw. schälen. Lauchzwiebeln in Stücke, Zucchini in Scheiben, Tomaten, je nach Geschmack, ganz lassen, halbieren oder vierteln. Paprika in Streifen schneiden.
5. Das Gemüse mit Salz, Pfeffer, Zitronensaft und -schale sowie 4 EL Olivenöl mischen. Auf eine Grillschale oder ein Backblech geben. Das Gemüse auf dem Grill oder im Backofen bei 200 °C Ober- und Unterhitze, ca. 20–30 Minuten garen, dabei ab und zu wenden.
6. Für das Pesto 40 g Sonnenblumenkerne in einer Pfanne ohne Fett rösten. Kräuter abbrausen, trockenschütteln und grob hacken. Knoblauch abziehen. 2 Bund Kräuter, 40 g Kerne, Knoblauchzehe, 70 ml Öl und 70 g Käse in einem Mixer pürieren. Mit Salz und Pfeffer würzen.
7. Gemüse vom Grill oder aus dem Ofen nehmen, mischen und erneut abschmecken. Mit den Dinkelknöpfle und dem Pesto mischen und anrichten. Nach Belieben noch mit fein geriebenem Bergkäse und Kräutern bestreuen.

Rosen richtig umpflanzen

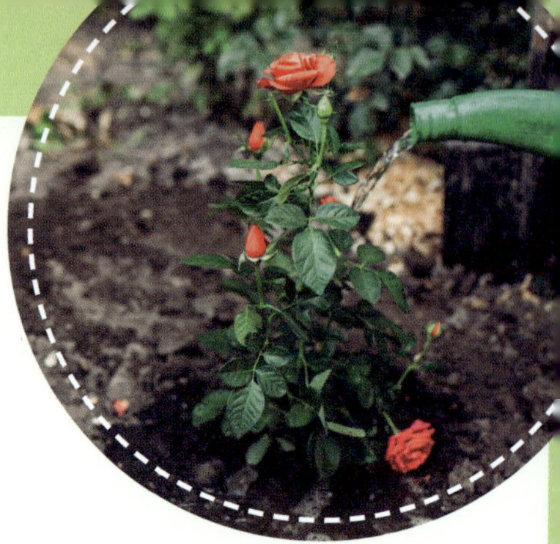

Garten-Tipp

Heiko Hübscher

Sie ziehen um, aber die Lieblingsrose soll mit? Oder eine Rose steht am falschen Platz? Umpflanzen ist bei Rosen kein Problem. Sie werden mit einem Abstand von ca. 50 cm mit möglichst vielen Wurzeln ausgegraben. Verletzte Wurzeln werden sauber abgeschnitten, während die intakten Feinwurzeln für die Wasserversorgung erhalten bleiben. Nach dem Ausgraben die Wurzeln sofort in einen Eimer Wasser stellen, damit sie nicht eintrocknen. Erst wenn die Größe des Wurzelwerks klar ist, kann ein neues Pflanzloch ausgehoben werden. In der Zwischenzeit die ausgegrabene Rose zunächst in Erde einschlagen. Eine Rose kann durchaus mehrere Monate im Einschlag verweilen.

Erdbeeren selbst anbauen

Pflanzen-Tipp

Werner Ollig

Eigenes Naschobst ist einfach herrlich: Erdbeeren gehören zum leckersten und einfachsten Obst zum Selberziehen. Der Standort sollte sonnig und der Boden locker und humushaltig sein. Erdbeeren brauchen guten Boden, daher im Frühjahr mit Kompost düngen. Ein Hochbeet bietet sich besonders gut an, um Erdbeeren zu pflanzen. Zwar sind Erdbeeren keine klassischen Balkonpflanzen, aber an einem sonnigen Platz gedeihen sie auch gut im Topf oder Kasten. Eine gute Sorte für den eigenen Anbau ist die pflegeleichte Wiesen-Erdbeere Florika. Mieze Schindler ist eine alte Liebhabersorte, die einmal im Jahr trägt. Hummi's Sengana Selection liefert schöne, große Früchte mit intensivem, klassischem Erdbeer-Aroma.

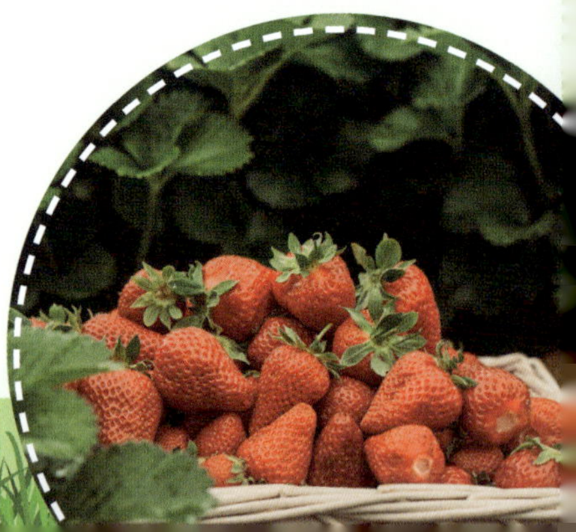

Montag 16

Dienstag 17

Mittwoch 18

Fronleichnam

Donnerstag 19

Freitag 20

Sommeranfang

Samstag 21

Sonntag 22

Zu erledigen

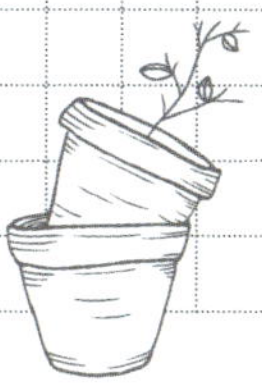

☐

☐

☐

KW 25
Juni

Blumentöpfe richtig reinigen

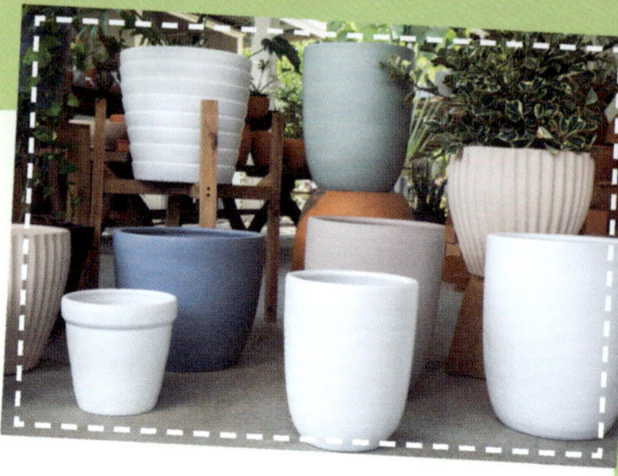

Garten-Tipp

Martina Schäfer

Wenn es ans Umtopfen geht oder eine Neubepflanzung ansteht, dann ist es sinnvoll, die Blumentöpfe vorab gründlich zu reinigen, um Rückstände oder Pilzbefall loszuwerden. Eine regelmäßige Reinigung der Töpfe beugt Pflanzenkrankheiten vor und verlängert die Haltbarkeit der Töpfe. So geht's am besten:

1. Entfernen Sie sämtliche Erde aus den Töpfen. Reinigen Sie mit einer harten Bürste und einer Seifen- oder Sodalauge die Töpfe innen und außen.

2. Behandeln Sie auftretende Kalkflecken mit einer Essiglösung.

3. Lassen Sie bei hartnäckigen Flecken die Lösung längere Zeit in einer Schüssel einweichen und verwenden Sie einen rauen Schwamm.

Tipps für blühende Zäune

Garten-Tipp

James Foggin

Eine blühende Grenze zum Nachbarn ist viel schöner als ein nüchterner Zaun. Warum also nicht einen Zaun aus Rosen, Clematis oder Zierquitteblüten pflanzen. Diese blühen besonders lange. Sie sind genau das Richtige für ein entspanntes Verhältnis zum Nachbarn!

Kletterrosen eignen sich hervorragend, um einen Zaun in Sonnenlage zu verschönern. Sie brauchen neben möglichst viel Sonne etwas Pflege, dann sind sie sehr dankbare Pflanzen. Zu Rosen sind Waldreben wie geschaffen. Bewährt haben sich die robusten Viticella-Sorten, die nicht von der Clematiswelke befallen werden und zeitgleich mit Rosen blühen. Die frühe Blüte der Zierquitte ergänzt die Sommerblüte von Rosen und Clematis. Da die unkomplizierten Pflanzen nur 1,20–1,50 Meter hoch werden, sind sie optimal für eine Erziehung am Zaun.

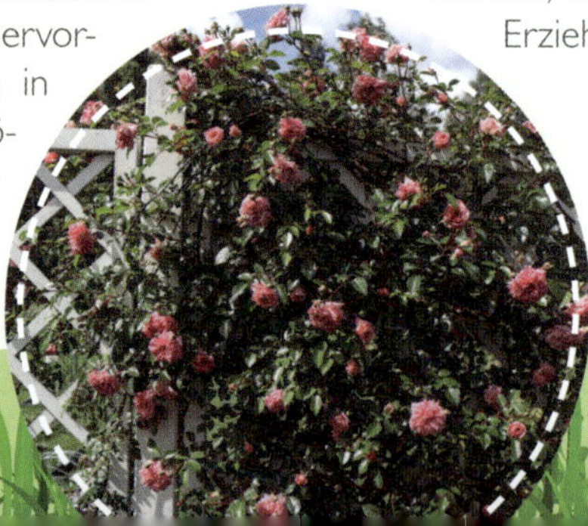

KRÄUTERKALENDER

WANN WÄCHST WELCHES KRAUT?

	JAN.	FEB.	MÄRZ	APRIL	MAI	JUNI	JULI	AUG.	SEPT.	OKT.	NOV.	DEZ.
Bärlauch			●	●								
Basilikum	●	●	●	●	●	●	●	●	●	●		
Beifuss							●	●				
Bohnenkraut						●	●	●	●			
Borretsch					●	●	●	●	●			
Brennessel				●	●	●						
Dill				●	●	●	●	●				
Estragon						●	●	●				
Kerbel					●	●	●	●	●			
Koriander	●	●	●	●	●	●	●	●	●	●		
Kresse	●	●	●	●	●	●	●	●	●	●	●	●
Liebstöckel				●	●	●	●	●	●			
Lorbeer	●	●	●	●	●	●	●	●	●	●		
Majoran								●	●			
Minze							●	●	●			
Oregano					●	●	●	●	●			
Petersilie	●	●	●	●	●	●	●	●	●	●		
Pimpinelle					●	●						
Rosmarin					●	●	●	●				
Salbei					●	●						
Schnittlauch	●	●	●	●	●	●	●	●	●	●		
Thymian					●	●	●	●	●			
Waldmeister				●								
Zitronenmelisse					●	●	●	●				

Tipps für erkrankte Obstbäume

Pflanzen-Tipp

Werner Ollig

Es gibt kaum etwas Besseres, als selbst geerntetes Obst. Aber was ist zu tun, wenn die Blätter plötzlich komisch aussehen oder das Obst angestochen ist? Grundsätzlich gilt: Im Garten nur auf biologische Mittel setzen, und das meiste ist halb so schlimm. Seltsame kleine Höcker auf dem Blatt könnten das Ergebnis eines Pockenmilbenbefalls sein. Keinesfalls alle befallenen Blätter abmachen, damit genügend Blätter zur Photosynthese bleiben. Da der Befall nicht schadet, vertraut man am besten auf Raubmilben, die die Pockenmilben zuverlässig dezimieren.

Die Kräuselkrankheit wird durch einen Pilz verursacht und befällt besonders gern Pfirsichbäume. Mit biologischem Stärkungsmittel fördert man die Abwehrkräfte des Baums. Am besten auch die befallenen Blätter dran lassen. Wenn sie keine Photosynthese mehr machen können, fallen sie von selbst ab und müssen nicht weggeräumt werden.

Blattläuse sind grundsätzlich nicht schlimm, sondern willkommenes Futter für Nützlinge wie Vögel und Marienkäfer. Auch hier sollten wir im Garten aufs Spritzen verzichten. Ist ein Befall zu stark, können wir die Blattläuse von den Trieben mit einem Wasserstrahl abspritzen, die Triebspitzen abzupfen oder mit Kaliseife verschenes Wasser auf die betroffenen Stellen sprühen.

Wirklich ernst zu nehmen ist der Feuerbrand, eine bakterielle Krankheit, die Apfel-, Birn- und Quittenbäume befällt. Typisch für Feuerbrand sind Triebspitzen, die sich braun verfärben und krümmen. Feuerbrand ist gut beherrschbar, wenn befallene Triebe regelmäßig bis ins gesunde Holz herausgeschnitten und über den Restmüll entsorgt werden.

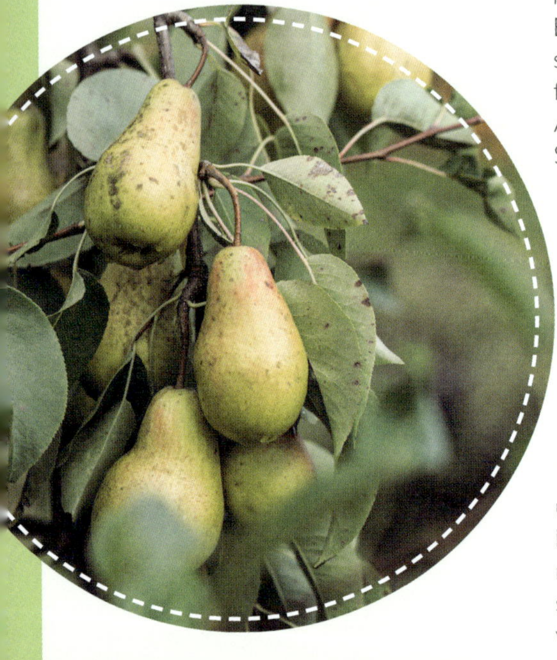

Zu erledigen

Montag 23

Dienstag 24

Mittwoch 25

Donnerstag 26

Freitag 27

Samstag 28

Sonntag 29

KW 26
Juni

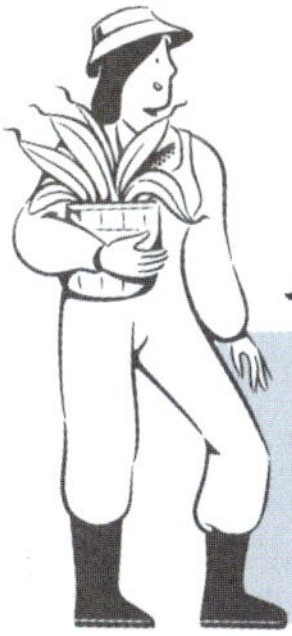

Auflösung

Ist der Juni warm und nass, gibt's viel Korn und noch mehr Gras.

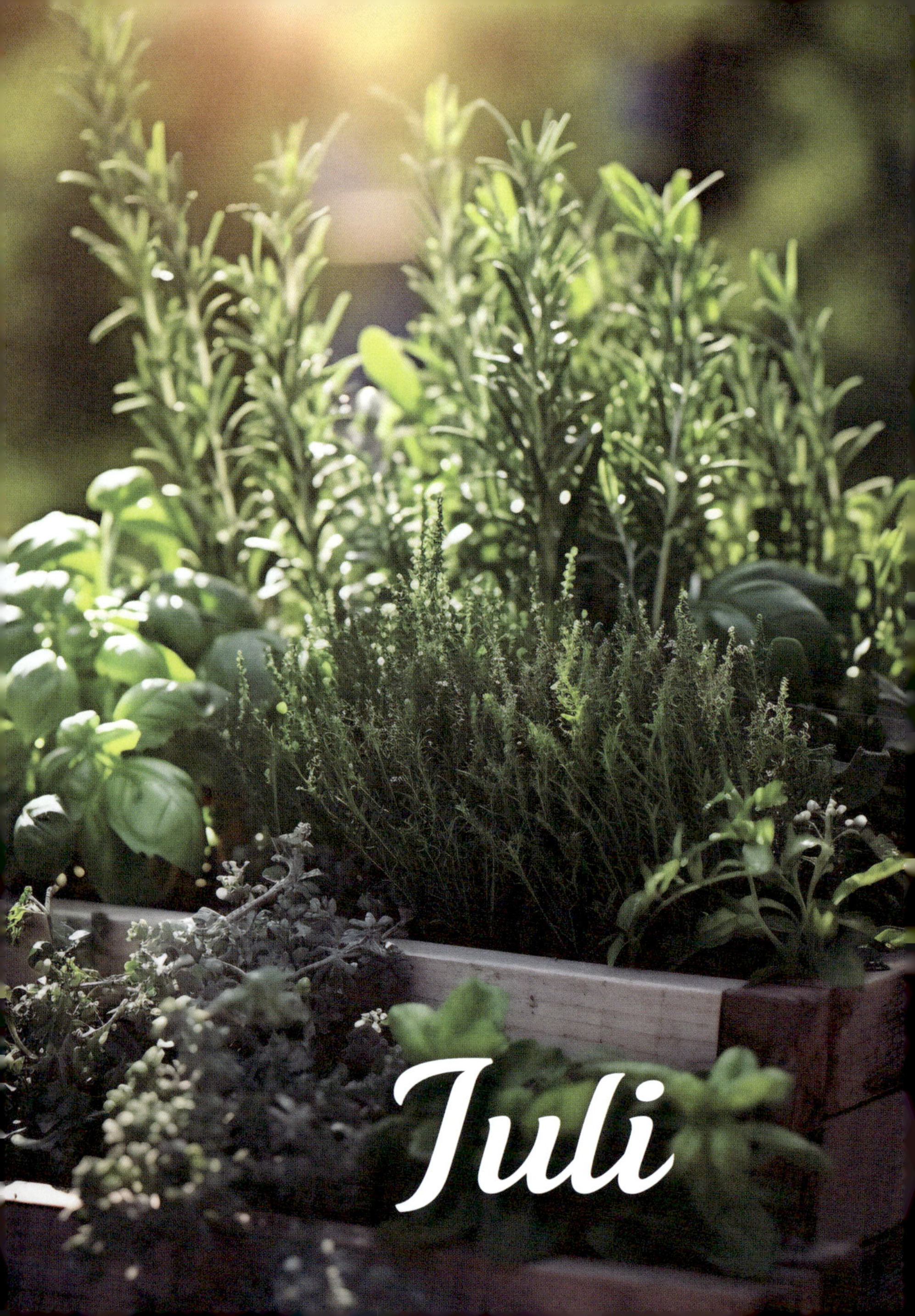

Juli

Montag **30**

Dienstag **1**

Mittwoch **2**

Donnerstag **3**

Freitag **4**

Samstag **5**

Sonntag **6**

Zu erledigen

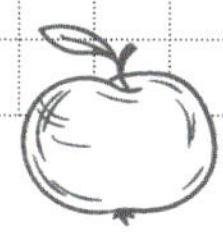

Bauernregel

Bringt der Juli heiße Glut, so gerät der September
……………………… .

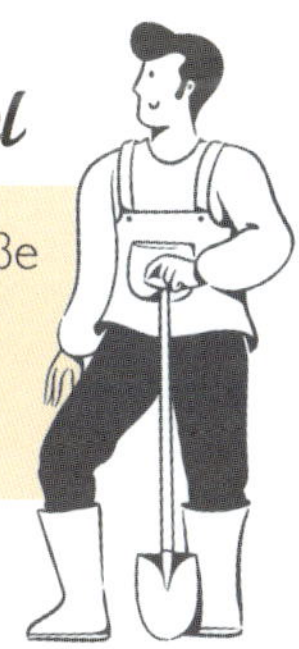

KW 27
Juli

KAFFEE ODER TEE

Zu erledigen

- [ ]
- [ ]
- [ ]

7 Montag

8 Dienstag

9 Mittwoch

10 Donnerstag

11 Freitag

12 Samstag

13 Sonntag

Montag 14

Dienstag 15

Mittwoch 16

Donnerstag 17

Freitag 18

Samstag 19

Sonntag 20

Zu erledigen

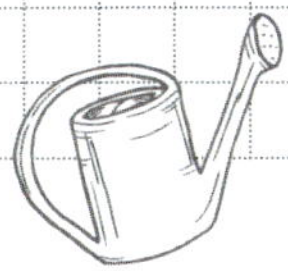

- [ ]
- [ ]
- [ ]

Wildobst im Garten selbst anbauen

Pflanzen-Tipp

Eva Hofmann

Lecker, gesund, selbst geerntet – und wild! Viele Wildobstarten, die wir aus der Natur kennen, sind auch gute Gartenpflanzen. Die Früchte von Hagebutte, Schlehe oder Kornelkirsche sind zwar kein Naschobst direkt vom Baum, sondern sie müssen erst weiterverarbeitet werden, um zu schmecken. Aber dann sind sie gesund und lecker! Heimisches Wildobst wie Holunder, Hagebutten, Weißdorn und Co. sind auch ökologisch wertvoll: Ihre Blüten ernähren viele Insekten, und ihre Früchte sind bei den Vögeln sehr begehrt.

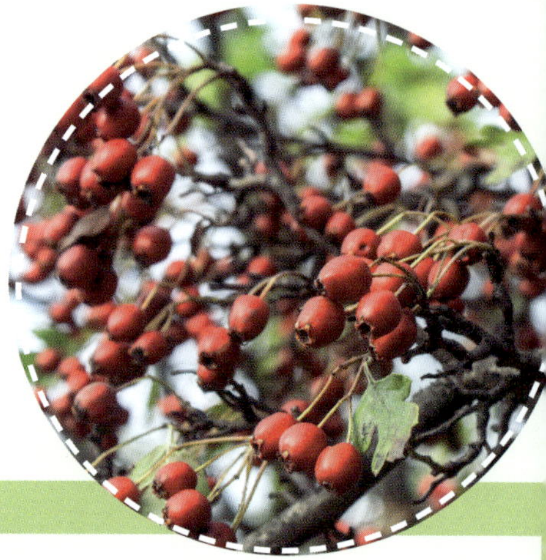

Die Vorteile von Zitrusfrüchten

Gesundheits-Tipp

Sabine Schütze

Orange, Zitrone oder Grapefruit – Zitrusfrüchte liefern gerade in den kalten Wintermonaten wichtige Vitamine wie Vitamin C. Bereits mit 2 Orangen kann man den Tagesbedarf decken. Zitrusfrüchte halten rund vier Wochen lang, wenn sie bei kühlen 10–15 °C aufbewahrt werden. Doch ihr fruchtig-süßes Aroma entfalten sie am besten bei Zimmertemperatur. Deshalb die Früchte mindestens eine halbe Stunde vorm Genießen reinholen. Zitronen und Orangen geben zudem mehr Saft, wenn sie vor dem Auspressen mit der flachen Hand gerollt werden. Die abgeriebene Schale unbehandelter Früchte lässt sich gut trocknen und schmeckt lecker als Aroma in einem Früchtetee, in einem Currygericht oder auch zum Aromatisieren von Kartoffeln oder Reis. Einfach ein Stück Schale ins Kochwasser geben. Fertig!

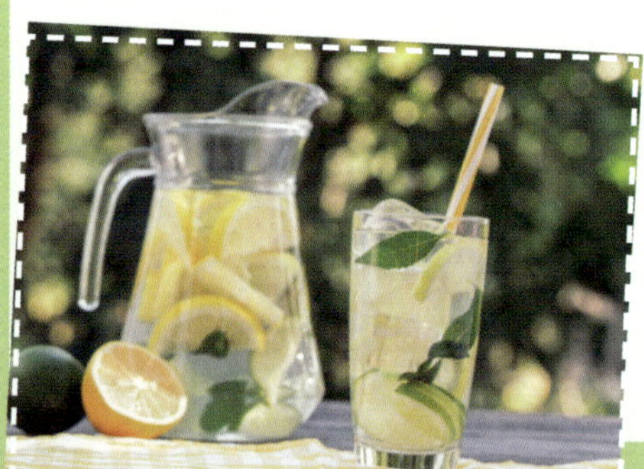

Montag 21

Dienstag 22

Mittwoch 23

Donnerstag 24

Freitag 25

Samstag 26

Sonntag 27

Zu erledigen

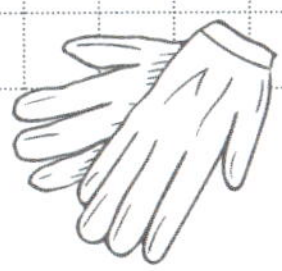

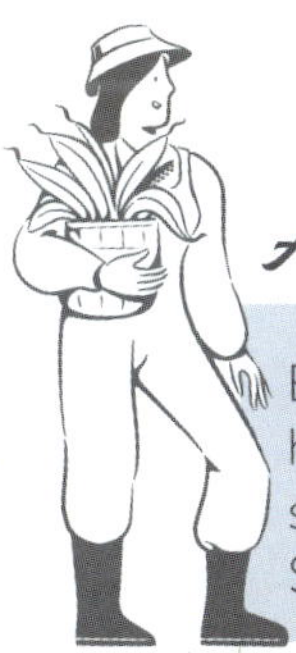

Auflösung

Bringt der Juli
heiße Glut,
so gerät der
September gut.

KW 30
Juli

KAFFEE ODER TEE SWR

Bachforelle mit Limettenöl und Sommerbeeren

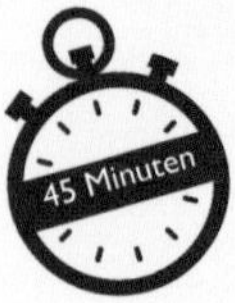

von Timo Böckle

Für 4 Personen

Zutaten

Für die Bachforelle

- 600 g Bachforellenfilet
- 4 Stiele Zitronenverbene oder Zitronenmelisse
- 120 ml Limettenöl

Für den Römersalat

- 4 Römersalatherzen
- 80 g Beeren, gemischt, z. B. Blaubeeren, Himbeeren, rote Johannisbeeren, Stachelbeeren
- 4 EL Olivenöl
- 1 Bio-Zitrone, Saft und etwas abgeriebene Schale davon
- 150 g Joghurt
- etwas Salz
- etwas Pfeffer

Außerdem

- 50 g Blaubeeren
- 50 g Stachelbeeren
- 50 g Himbeeren oder rote Johannisbeeren
- 2 Stiele Zitronenmelisse oder Verbenenblätter
- etwas Fleur de Sel
- etwas Forellenkaviar, nach Belieben
- 1 Stangenbrot

Zubereitung

1. 600 g Forellenfilets vorsichtig von der Haut befreien. 4 Stiele Kräuter abbrausen, trockenschütteln und grob zerzupfen bzw. die Blättchen von den Stielen zupfen.
2. Die Filets in einen Vakuumierbeutel geben, anschließend den Beutel mit ca. 30 ml Limettenöl pro Beutel auffüllen. Die Kräuterblätter dazugeben und leicht vakuumieren.

Tipp: Die Forelle bereits am Vortag vakuumieren und über Nacht ziehen lassen. So verbinden sich die Aromen noch intensiver.

3. Einen Topf mit Wasser auf 65–75 °C erhitzen, die Beutel mit den Forellenfilets ins Wasser legen und je nach Stärke der Filets etwa 8–14 Minuten pochieren.
4. Inzwischen 4 Römersalatherzen putzen, halbieren und den Strunk entfernen. 80 g Beeren verlesen, abbrausen und vorsichtig trockentupfen.
5. In einer Pfanne 2 EL Öl erhitzen. Die Salathälften mit der Schnittfläche nach unten ca. 1 Minute braten. Pfanne vom Herd ziehen und Salat mit etwas Zitronensaft beträufeln.
6. 150 g Joghurt, übrigen Zitronensaft und etwas abgeriebene Schale, Salz, Pfeffer sowie das restliche Olivenöl verrühren und die Beeren vorsichtig unterheben.
7. Die Römersalatherzen auf eine Platte legen und mit dem Joghurt-Beeren-Dressing beträufeln.
8. Die Fischfilets vorsichtig aus dem Beutel nehmen und auf Tellern verteilen. Die Filets mit etwas Fleur de Sel würzen und etwas Zitronen- bzw. Limettensaft beträufeln. Mit Beeren, Kräutern und Forellenkaviar anrichten. Römersalat und Stangenbrot dazu servieren.

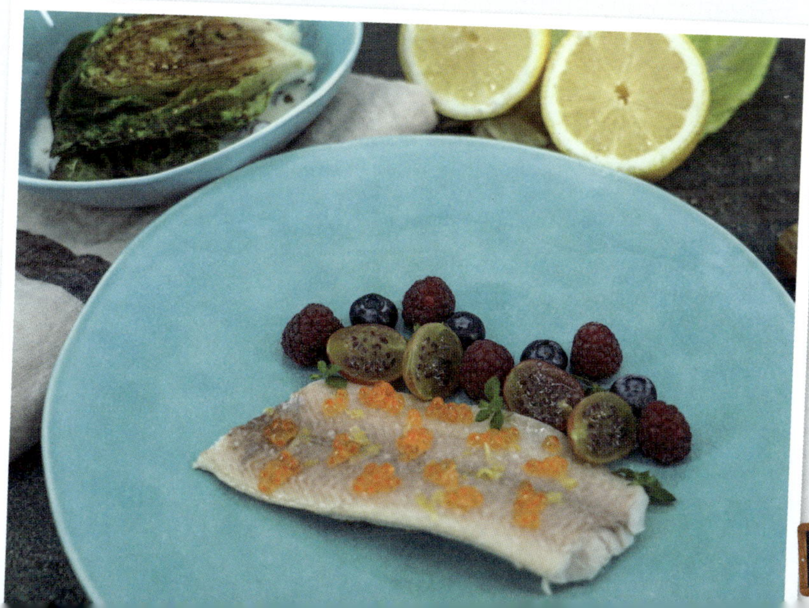

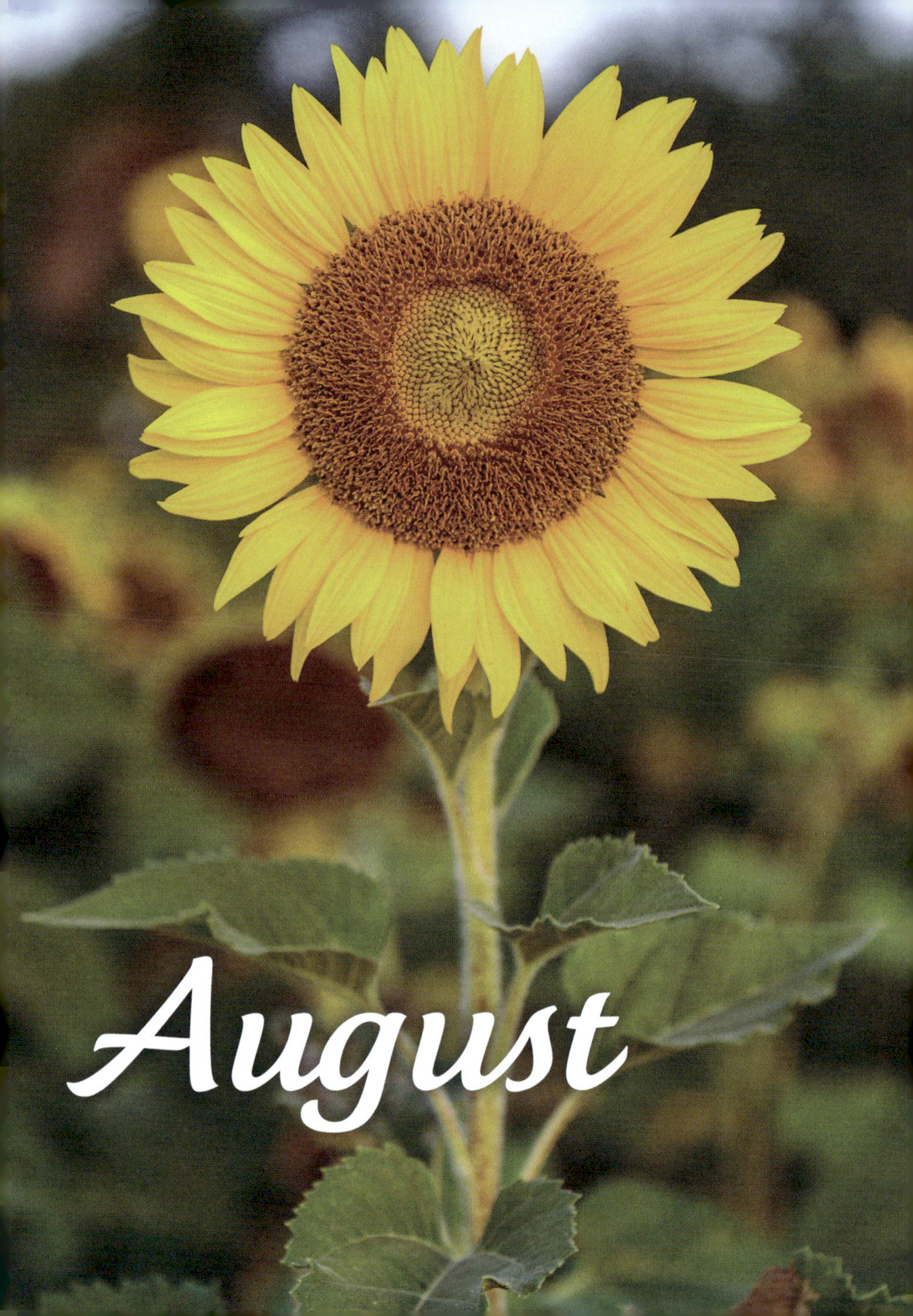
August

Montag 28

Dienstag 29

Mittwoch 30

Donnerstag 31

Freitag 1

Samstag 2

Sonntag 3

Zu erledigen

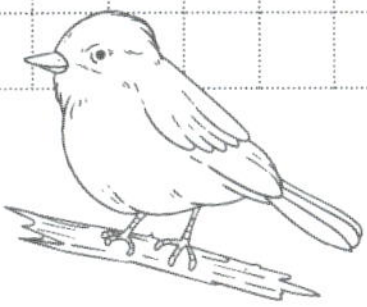

Bauernregel

Bringt der August
viel .... ,
wird der Winter
kalt und bitter.

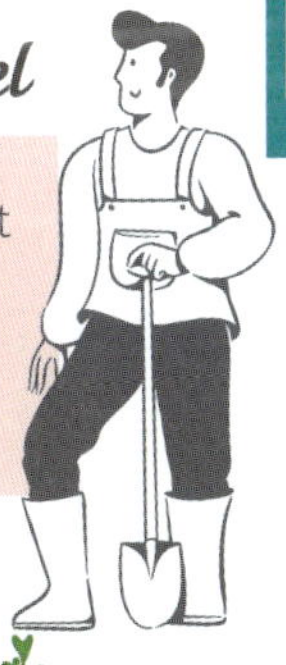

KW 31
August

KAFFEE ODER TEE

Apfel- und Birnbaum im Sommer richtig schneiden

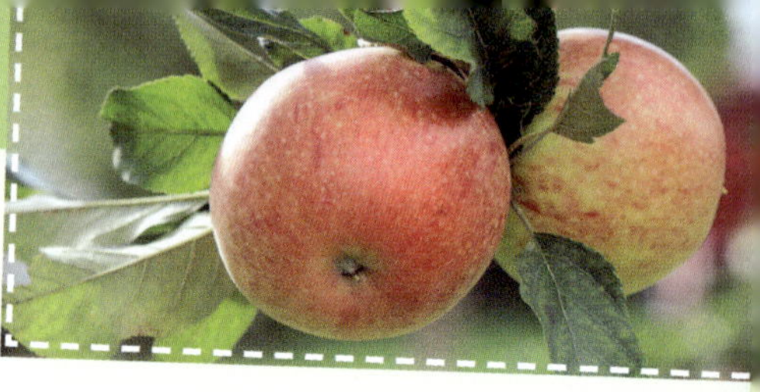

Garten-Tipp

Werner Ollig

Obstbäume brauchen im Sommer einen Schnitt und die richtige Pflege der fruchttragenden Triebe. Juli und August sind der optimale Zeitpunkt.

Ein Sommerschnitt ist wichtig. Sehr stark wachsenden Apfel- und Birnbäumen fehlt die Energie fürs Fruchtholz. Durch den richtigen Schnitt können Sie die Wachstumsenergie weg von überflüssigen Trieben und Wasserschossen hin zu den Früchten lenken. Zudem halten Sie den Baum dadurch schön kompakt – ein großer Vorteil bei der Ernte. Es gelangt auch mehr Licht an die Früchte, sodass sie optimal reifen können und eine schöne Farbe bekommen. Der Sommerschnitt lässt sich gut mit einer Astschere oder bei Bedarf mit einer Teleskopschere durchführen. Achten Sie darauf, dass das Werkzeug sauber und scharf ist. Vorsicht bei wenig wachsenden Sorten, diese brauchen ihr Laub. Hier sollten Sie daher mit Bedacht vorgehen und nur zurückhaltend schneiden.

Eistee mit Limette und Holunderblütensirup

von Björn Deinert

So geht's

Einen Mizudashi-Sencha-Teebeutel in eine große Karaffe geben und mit 1 l kaltem Wasser übergießen. Einige Eiswürfel dazugeben. Den Tee 3–4 Minuten ziehen lassen und immer wieder schütteln. Anschließend den Aufgussbeutel entnehmen und über dem Tee gut ausdrücken. Einige Eiswürfel und 3–4 Biolimettenscheiben in ein Longdrinkglas geben und mit durchgezogenem Tee aus der Karaffe auffüllen. Mit etwas Holunderblütensirup süßen, mit einem Glasstrohhalm umrühren und mit einem kleinen Stiel Pfefferminze dekorieren. Servieren und eiskalt genießen.

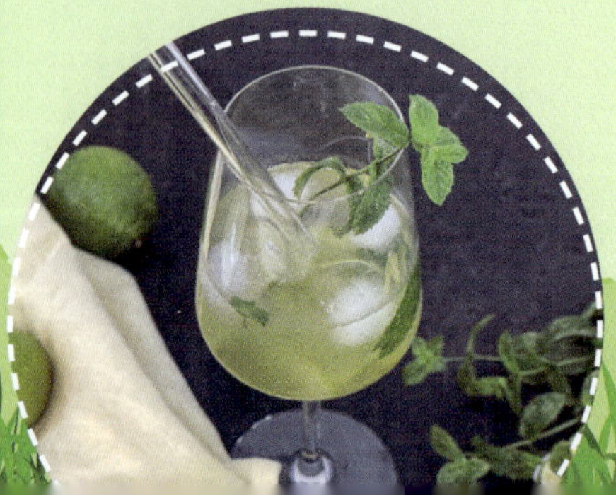

Zu erledigen

Montag **4**

Dienstag **5**

Mittwoch **6**

Donnerstag **7**

Freitag **8**

Samstag **9**

Sonntag **10**

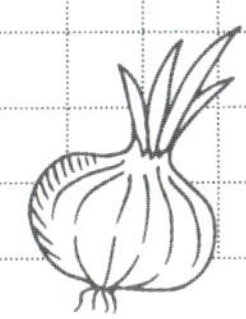

KW 32
August

KAFFEE ODER TEE
SWR

Brombeer-Schokoladen-kuchen aus der Pfanne

von Stefanie Biedermann

Für 4 Portionen

Zutaten

- 125 g Weizenmehl, Type 405
- 1 TL Backpulver
- 50 g Zucker
- 2 TL Vanillezucker
- 2 EL Back-Kakao
- 5 EL Sonnenblumenöl
- 100 ml Milch
- 2 Eier, Größe M
- 150 g Brombeeren
- 2 EL Butter
- 2 EL brauner Zucker
- 2 EL gehackte Mandeln

Außerde

- große Pfanne mit Deckel, ø 24 cm oder ø 26 cm

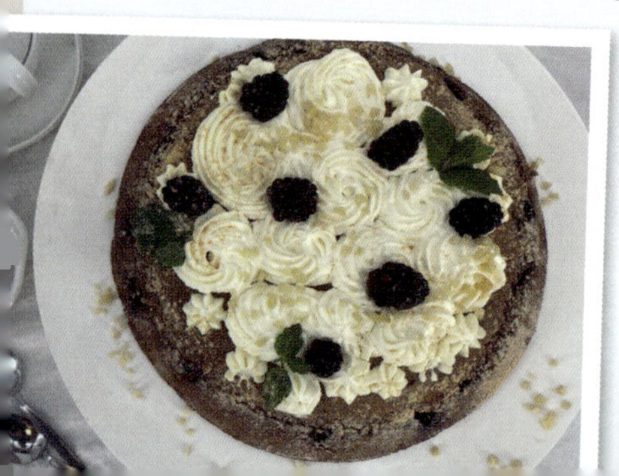

Zubereitung

1. Für den Teig 125 g Mehl, 1 TL Backpulver, 50 g Zucker, 2 TL Vanillezucker und 2 EL Kakao in eine große Schüssel geben und mit einem Schneebesen verrühren. 5 EL Öl, 100 ml Milch und 2 Eier zugeben, zu einem glatten Teig verrühren und beiseitestellen.
2. 150 g Brombeeren kurz waschen und gut abtropfen lassen.
3. 2 EL Butter und 2 EL braunen Zucker in eine große Pfanne geben und bei mittlerer bis starker Hitze leicht karamellisieren lassen. 2 EL Mandeln kurz unterrühren und die Hitze auf niedrige Stufe reduzieren.
4. Mandeln und Brombeeren gleichmäßig in der Pfanne verteilen und den Teig darüber geben. Den Pfannenkuchen abgedeckt bei kleiner bis mittlerer Hitze 15–20 Minuten backen.
5. Nach 15 Minuten mit einem Holzstäbchen eine Garprobe machen und eventuell weiterbacken.

Tipp: In einer Pfanne mit einem Durchmesser von 24 cm wird der Kuchen etwas höher. Es kann aber sein, dass er ein paar Minuten länger gebacken werden muss.

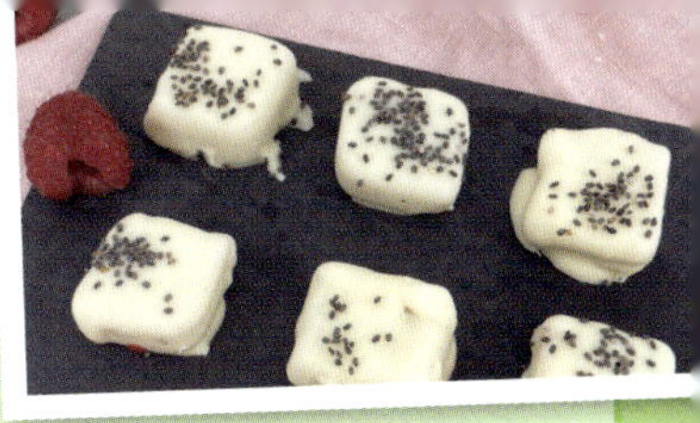

Eiskalte Himbeer-Joghurt-Würfel

von Lisa Rudiger

So geht's

250 g Himbeeren abbrausen und in einem Rührbecher kurz pürieren. 1 EL Honig in einem kleinen Topf bei milder Hitze kurz erwärmen. Topf von der Kochstelle nehmen, Himbeeren und 2 EL Chiasamen unterrühren. 25 g stichfesten Joghurt und 1 EL Zucker in einer kleinen Schale verrühren und unter die Fruchtmasse ziehen. In Eiswürfelformen füllen und mindestens 6 Stunden einfrieren. Für den Schokomantel 200 g weiße Kuvertüre mit einem großen Messer hacken. Etwa ⅔ der Kuvertüre in einer Edelstahlschüssel im Wasserbad auf 40 °C bringen. Sobald die Temperatur erreicht ist, die Schüssel vom Wasserbad nehmen und die restliche Kuvertüre unterrühren. Wenn die Kuvertüre durchgängig geschmolzen ist, die Happen hiermit überziehen. Herausheben und rundum mit Chiasamen bestreuen. Auf Backpapier kurz abtropfen lassen und bis zum Vernaschen wieder einfrieren.

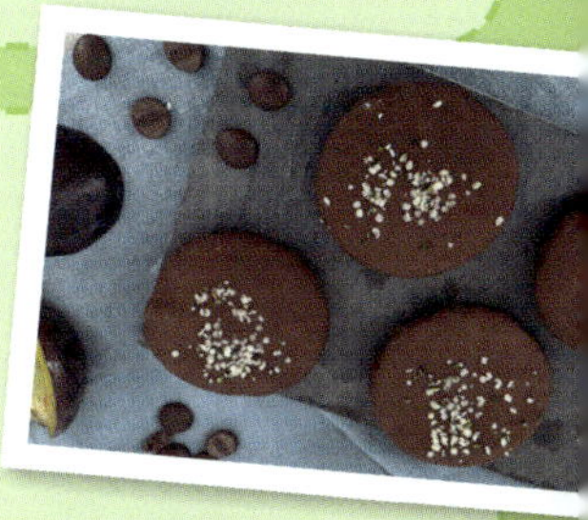

Eiskalte Zwetschgen-Joghurt-Würfel

von Lisa Rudiger

So geht's

300 g Zwetschgen waschen und entsteinen. In einem Rührbecher kurz pürieren. 1 EL Honig in einem kleinen Topf bei milder Hitze kurz erwärmen. Topf von der Kochstelle nehmen, Zwetschgen und 2 EL Hanfsamen unterrühren. 25 g Joghurt und 1 EL Zucker verrühren und unter die Fruchtmasse ziehen. In Eiswürfelformen füllen und mindestens 6 Stunden einfrieren. 300 g Zartbitter-Kuvertüre mit einem großen Messer hacken. Etwa ⅔ der Kuvertüre in einer Edelstahlschüssel im Wasserbad unter Rühren auf 40 °C bringen. Sobald die Temperatur erreicht ist, die Schüssel vom Wasserbad nehmen und die restliche Kuvertüre unterrühren. Wenn die Kuvertüre durchgängig geschmolzen ist, die Happen hiermit überziehen. Herausheben und rundum mit Hanfsamen bestreuen. Auf Backpapier legen und bis zum Vernaschen wieder einfrieren.

Tipps für den Heckenschnitt im August

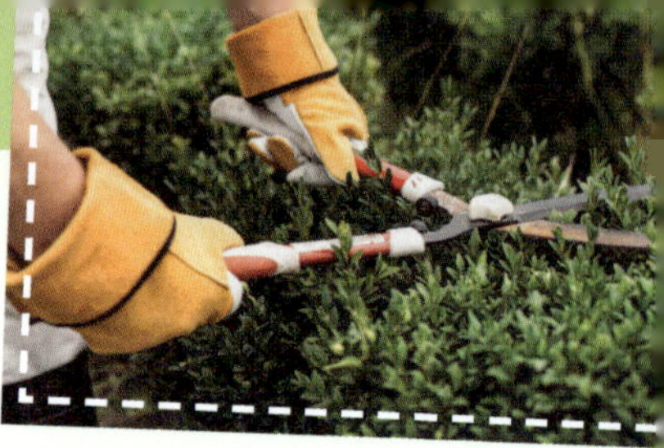

Garten-Tipp

Helmut Tränkle

Wer seine Hecke nicht zwei Mal im Jahr schneiden möchte, der sollte jetzt zur Schere greifen. Denn der August ist der perfekte Monat für einen neuen Heckenschnitt. Die Pflanzen wachsen im Spätsommer nur noch wenig. Wenn Sie jetzt schneiden, wird der Schnitt lange Bestand haben und nicht sofort wieder „zuwuchern". Gleichzeitig ist die Vegetationsphase aber auch noch nicht ganz vorbei. Das heißt, einige neue Triebe werden sich weiterhin bilden.

Den Schnitt am besten dicht an der letzten Verzweigungsstelle ansetzen. Soll ein Formschnitt vorgenommen oder nur eine kleine Heckenfläche bearbeitet werden, ist in der Regel die Handheckenschere die richtige Wahl. Bei größeren Flächen oder Hecken mit stärkeren Ästen tut man sich mit einer Akkuheckenschere leichter.

Olivenbäumchen richtig pflegen

Garten-Tipp

Volker Kugel

Immergrün, schnittverträglich und nicht zu starkwüchsig, ist die Olive ein wertvolles Strukturgehölz für helle, kühle mediterrane Wintergärten. Olivenbäumchen wachsen aber von Natur aus sehr licht. Erst ein regelmäßiger Schnitt formt dichte Kronen. Das sollten Sie bei der Pflege ihrer Lieblinge beachten:

1. Greifen Sie auch im Sommer zur Schere, um den frischen Zuwachs um die Hälfte zu kürzen. Kappen Sie die Zweige jeweils knapp oberhalb eines Blattpaares, damit aus den Blattachseln zwei neue Triebe hervorsprießen.

2. Trägt die Olive Früchte, stutzt man sie erst nach der Ernte bzw. nach der Winterruhe.

3. Bei Hochstämmchen entfernt man alle Seitenzweige, die unterhalb der Krone ansetzen. Sie werden direkt am Stamm abgetrennt. So fließt die Wuchskraft gezielt in die Krone.

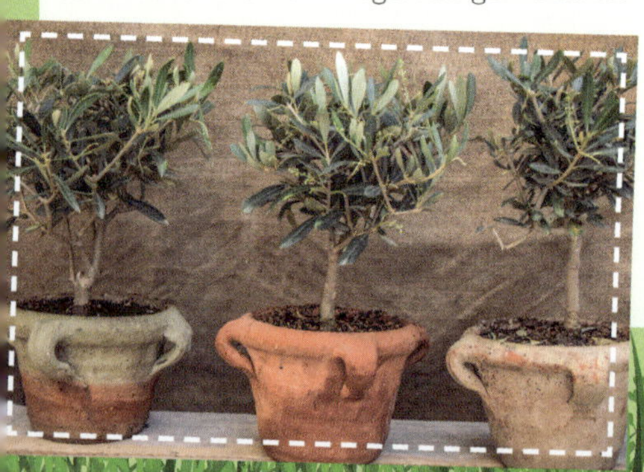

Montag 11

Dienstag 12

Mittwoch 13

Donnerstag 14

Mariä Himmelfahrt

Freitag 15

Samstag 16

Sonntag 17

Zu erledigen

KW 33
August

KAFFEE ODER TEE SWR

Spätblühende Duftpflanzen und Kräuter anpflanzen

Garten-Tipp

Birgit Wonneberger

Im Spätsommer werden die Blüten rarer im Garten, auch im Kräuterbeet. Aber ein paar Duftpflanzen blühen jetzt und sind ein Hingucker im August. Großes Plus: Die meisten der spätblühenden Kräuter ziehen auch viele Insekten an!

Bohnenkraut ist ein sehr beliebtes Küchenkraut. Im August und September öffnen sich die zarten Blütchen in weiß oder rosa. Wie der Name schon sagt, passt es in der Küche sehr gut zu Bohnengerichten. Duftnesseln bringen jetzt auch Farbe in den Garten. Mit ihren hübschen Blütenkerzen in rosa, rot, pink oder violett und ihrem erfrischenden Duft begeistern sie immer mehr Hobbygärtner und -gärtnerinnen. Ihre Blüten und Blätter sind essbar.

Die interessante Indianernessel wird in unseren Gärten immer beliebter, weil sie als Duftstaude eine lange Blüte in einer breiten Farbpalette bildet. Die Bartblume ist ein sehr dekorativer Halbstrauch, der zu den Duftpflanzen zählt, da seine Blätter einen herben Duft verströmen. Pflegeleicht und mit Blüten in reinem Blau ist die Bartblume an einem sonnigen Plätzchen ein Gewinn, besonders natürlich zur Blütezeit von Ende Juli bis September. Sie ist etwas frostempfindlich und sollte an einem sonnigen und geschützten Platz gepflanzt werden.

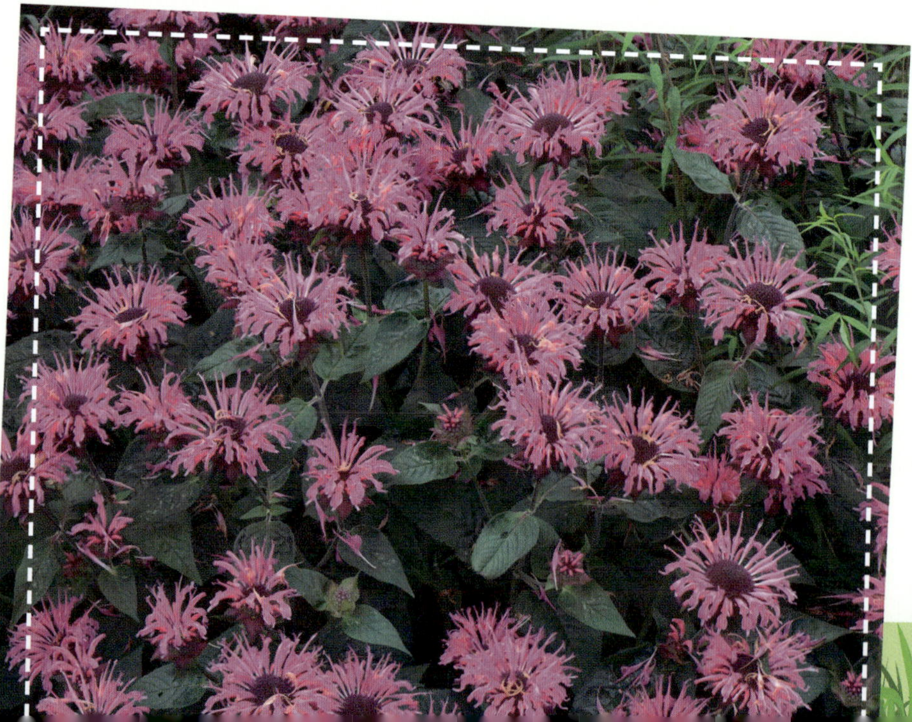

Montag 18

Dienstag 19

Mittwoch 20

Donnerstag 21

Freitag 22

Samstag 23

Sonntag 24

Zu erledigen

- [ ]
- [ ]
- [ ]

Sommerrollen mit Kopfsalat und Erdnusssoße

von Caroline Autenrieth

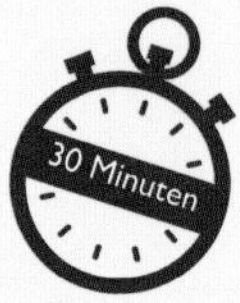

Für 4 Portionen

Zutaten

Für die Rollen

- 50g Glasnudeln
- 1 Kopfsalat
- 2 Karotten
- 100g Rotkraut
- 1 kleine Frühstücksgurke
- 4 Stiele Koriander
- 4 Stiele Minze
- 8 Blätter Reispapier (ø ca. 28 cm)

Für die Erdnusssoße

- 1 Chilischote, klein
- 1 kleine Knoblauchzehe
- 1 kleines Stück Ingwer
- 6EL Erdnussbutter, cremig
- 3EL Sojasauce
- 2EL Honig
- 1 Bio-Limette Saft und etwas abgeriebene Schale davon
- 100ml Wasser

Zubereitung

1. 50g Glasnudeln nach Packungsanleitung in kochendem Wasser einweichen. Glasnudeln herausheben, abtropfen lassen und beiseitestellen.
2. Kopfsalat putzen, abbrausen und die Blätter abzupfen. 2 Karotten, 100g Rotkraut und die Gurke ebenfalls putzen bzw. schälen und anschließend alles in sehr feine Streifen schneiden. Blättchen von den Kräutern abzupfen.
3. Reispapierblätter nacheinander in lauwarmem Wasser etwa 1–2 Minuten einweichen, bis diese geschmeidig sind. Danach etwas abtropfen lassen und auf ein sauberes Küchentuch legen.

4. Dann zuerst ein paar ganze Kräuterblättchen in einer Linie auf dem Reispapier verteilen. Danach die Salatblätter mittig auf dem Reispapier verteilen, dabei einen Rand lassen.
5. Die Glasnudeln, Karotten, Rotkraut und Gurke auf den Salatblättern verteilen. Anschließend fest aufrollen und auf eine Platte legen. Bis zum Servieren mit einem feuchten Tuch abdecken.
6. Inzwischen für die Erdnusssoße 1 Chilischote, 1 Knoblauchzehe und ein Stück Ingwer putzen bzw. schälen und sehr fein hacken
7. Alles mit 6 EL Erdnussbutter, 3 EL Sojasauce, 2 EL Honig, Limettensaft und -schale sowie 100 ml Wasser glatt verrühren und abschmecken.
8. Sommerrollen mit der Erdnusssoße anrichten und servieren.

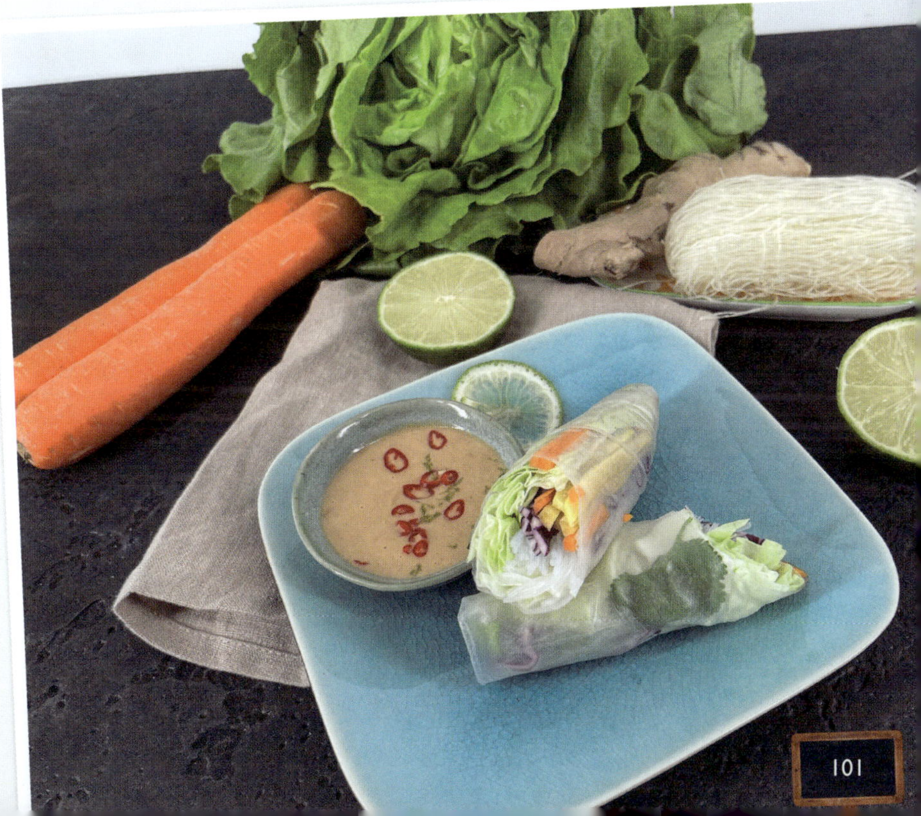

Herbstsalate im Garten pflanzen

Pflanzen-Tipp

Peter Berg

Sie lieben Gemüse aus dem eigenen Garten? Dann starten Sie jetzt mit dem Pflanzen von Herbstsalaten wie zum Beispiel Endivie, Radicchio oder Zuckerhut.

Endivie steht als Zichorien-Art weiteren Salaten wie Zuckerhut, Chicorée und Radicchio nahe. Sie müssen jetzt gepflanzt werden und wachsen in den sonnigen Herbst hinein. Pflanzabstand ist etwa 25–30 cm. Die im August gesetzten Endiviensetzlinge sind ab Mitte Oktober erntereif. Diese späten Partien können aber auch länger auf dem Beet verbleiben; sie vertragen niedrige Temperaturen bis 5 °C. Mit Vlies geschützt vertragen sie auch frostigere Nächte. Vor allem die dunkelgrünen Blattanteile der Endivie enthalten den Bitterstoff Intybin, der dem Salat den typischen Geschmack verleiht und unsere Gesundheit fördert.

Zuckerhut-Salat ist vielseitig verwendbar und sollte in keinem Selbstversorgergarten fehlen. Die knackigen Blätter schmecken nussartig herb. Der Anbau ist einfach, und leichte Herbstfröste übersteht er unbeschadet. Abdecken mit Vlies verlängert die Standzeit auf dem Beet. Bevor die Temperatur unter 8° C absinkt, sollte er mit Wurzelballen herausgenommen werden. Im Keller oder einem tiefen Frühbeet in Erde oder Sand eingeschlagen gelagert, hält er sich bis Ende Februar.

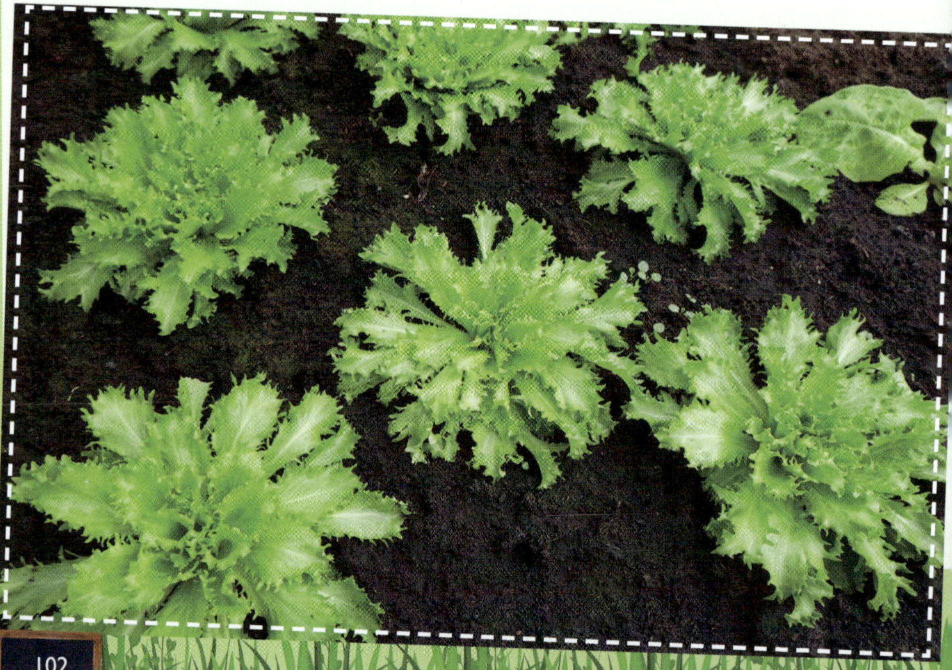

Montag 25

Dienstag 26

Mittwoch 27

Donnerstag 28

Freitag 29

Samstag 30

Sonntag 31

Zu erledigen

KW 35 August

KAFFEE ODER TEE

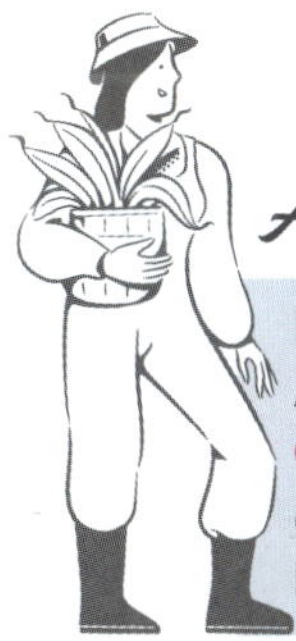

Auflösung

Bringt der August viel Gewitter, wird der Winter kalt und bitter.

Geröstete Pfannennudeln mit Tomaten und Chili

30 Minuten

von Martin Gehrlein

Für 4 Personen

Zutaten

Für die Brühe

- 400 ml Tomatensaft
- 2 EL Tomatenmark
- 1 TL Zucker
- etwas Salz
- 400 ml Wasser

Für die Nudeln

- 2 Knoblauchzehen
- einige Chiliflocken
- 100 ml Öl
- 100 g passierte Tomaten
- 400 g Spaghetti oder Spaghettini

Außerdem

- 12 Kirschtomaten
- 50 g Parmesan oder Pecorino
- ½ Bund Basilikum

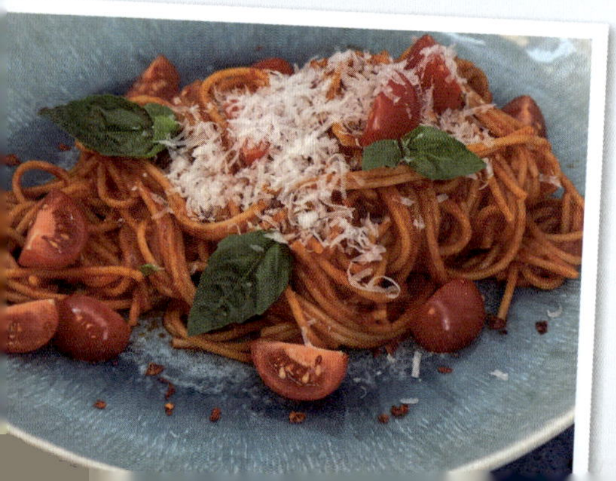

Zubereitung

1. Für die Brühe 400 ml Tomatensaft, 2 EL Tomatenmark, 1 TL Zucker, Salz und 400 ml Wasser verrühren.
2. 2 Knoblauchzehen abziehen und fein hacken. Knoblauch und einige Chiliflocken mischen.
3. 100 ml Öl in einer großen beschichteten Pfanne erhitzen. Knoblauch und Chili darin anbraten. 100 g passierte Tomaten zugeben und etwas einköcheln lassen.
4. 400 g Spaghetti in die Pfanne legen und rösten, bis sie anfangen zu bräunen. Nudeln wenden und von der anderen Seite ebenfalls rösten. Die Tomatenbrühe nach und nach zugeben und die Nudeln unter ständigem Rühren bzw. Wenden bissfest garen.
5. Inzwischen 12 Tomaten vierteln, 50 g Käse reiben oder hobeln und ein halbes Bund Basilikumblättchen abzupfen.
6. Spaghetti mit Tomaten, Käse und Basilikum anrichten und servieren.

Pasta lecker und gesund kombinieren

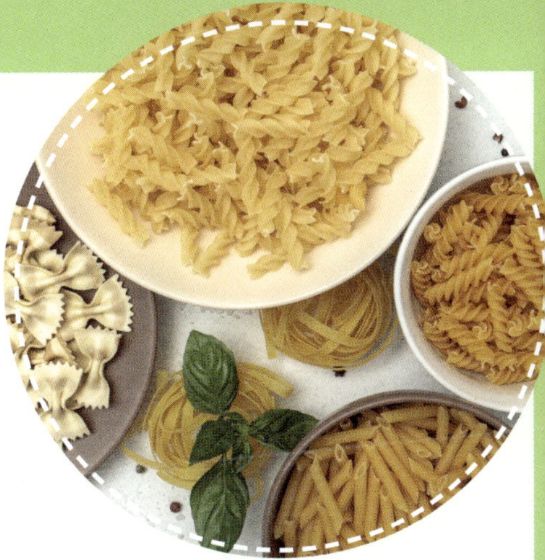

Ernährungs-Tipp

Stefanie Ackermann

Pasta ist unheimlich beliebt – und sie ist als Dickmacher verschrien. Achten Sie für ein leckeres und zugleich ausgewogenes Gericht auf dem Teller auf die Portionsgröße. 80 g ist eine gute Größenordnung pro Person. Kombinieren Sie die Nudeln zudem mit ausreichend Eiweiß und Ballaststoffen. Das Eiweiß kann in Form von Fleisch oder Fisch angeliefert werden, aber auch als leckere Kombination mit Käse oder Hülsenfrüchten. Ballaststoffe bekommen Sie auf den Teller, indem Sie ausreichend Gemüse zu den Nudeln essen. Falls Sie kein frisches Gemüse zuhause haben, dürfen es auch gerne mal Artischocken aus dem Glas oder vakuumierte Rote Bete sein. Natürlich ist ein Salat als Beilage genauso gut geeignet, um den Ballaststoffanteil zu erhöhen.

Hering – nährstoffreich, günstig, vielfältig

Ernährungs-Tipp

Sabrina Dürr

Fisch ist gesund und soll ein- bis zweimal pro Woche auf den Teller, denn er ist eine gute Eiweißquelle und enthält wertvolle Omega-3-Fettsäuren. Wer den Aufwand, Fisch zu kochen, scheut, kann sich das Leben leicht machen – mit Hering. Die Dose mit dem Brathering öffnen und schon haben wir eine ordentliche Portion Omega 3 auf dem Teller. Oder Matjes mit Pellkartoffeln – ein super leckeres Gericht, das absolut keine Kochkünste voraussetzt. Außerdem ist Hering zumindest noch nicht überall überfischt. Da aber auch die Bestände des Herings kleiner werden, sollte natürlich auch Hering nur in Maßen auf unseren Tellern landen.

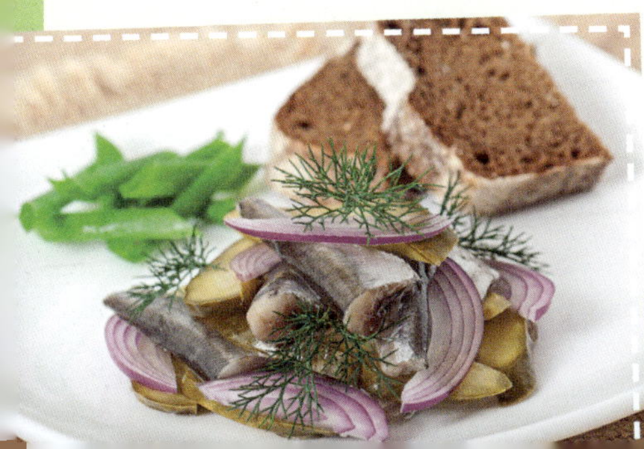

September

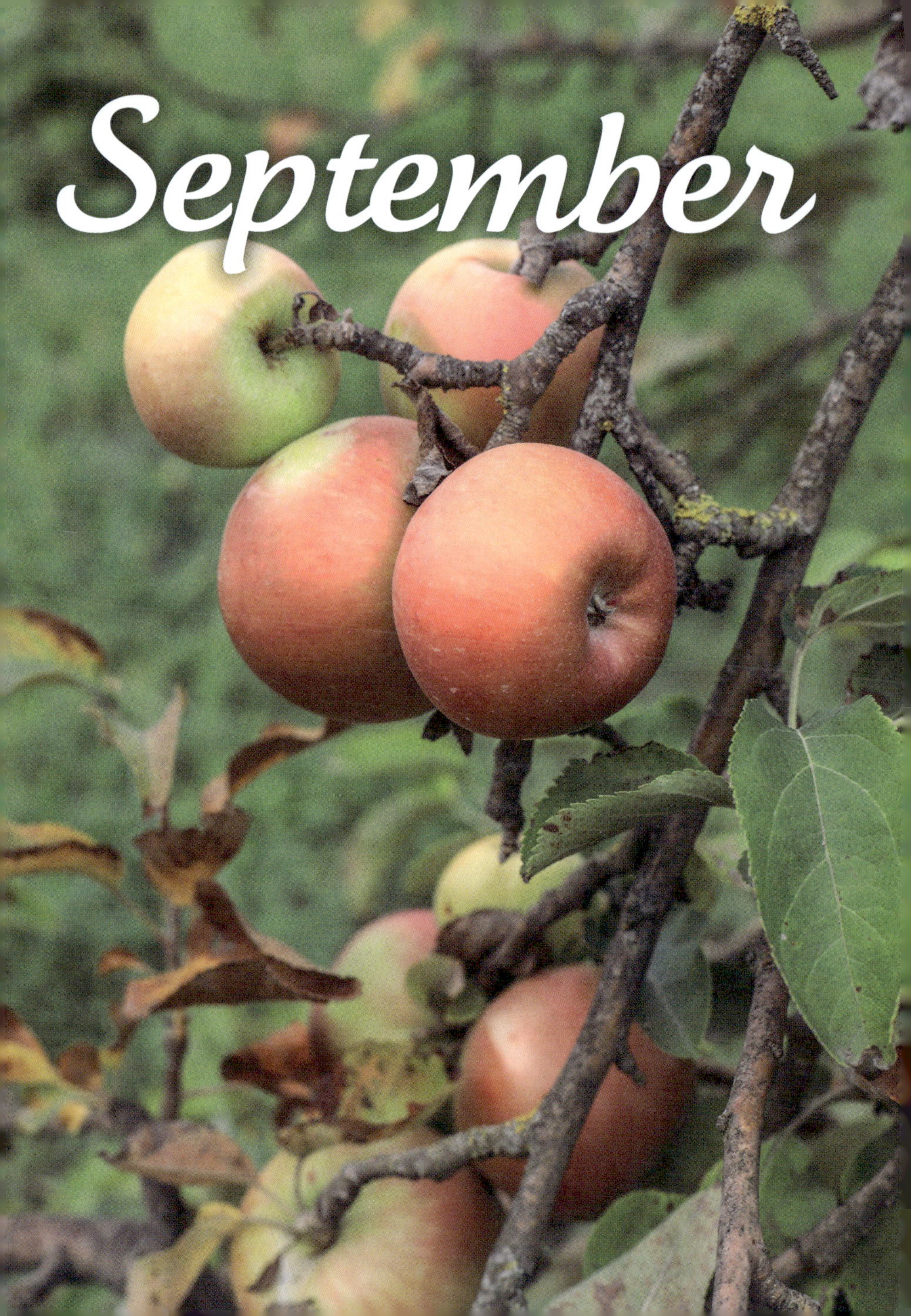

Montag 1

Dienstag 2

Mittwoch 3

Donnerstag 4

Freitag 5

Samstag 6

Sonntag 7

Zu erledigen

Bauernregel

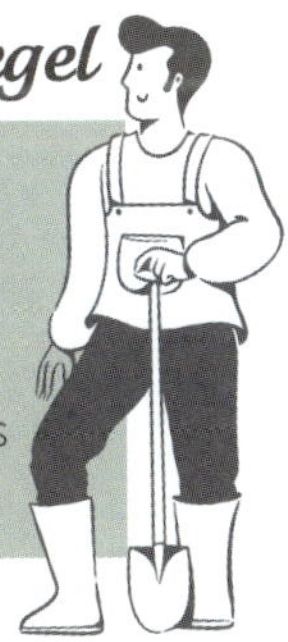

September
warm und
....
verheißt ein
gutes nächstes
Jahr.

KW 36
September

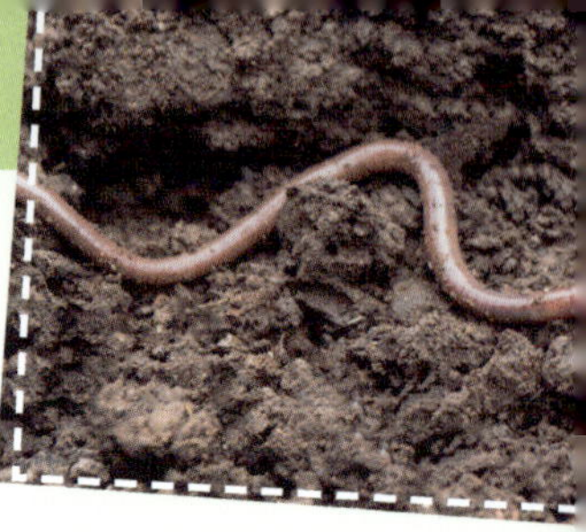

Der Regenwurm als Helfer im Garten

Garten-Tipp

Carsten Weber

Er ist zwar fast blind und absolut taub – doch dieses kriechende Tierchen ist einer der größten Nützlinge im Garten. Vier Gründe, warum Regenwürmer ein Segen für den Gartenboden sind:

1. Er ist Tag und Nacht aktiv und hört nicht auf, den Boden umzugraben.

2. Der Regenwurm produziert einen der besten Dünger überhaupt. Er ist siebenmal nährstoffreicher als normaler Gartenboden.

3. Durch seine Gänge wird die Erde belüftet und gelockert. So haben die Pflanzen mehr Platz für ihre Wurzeln und werden größer und kräftiger.

4. Viele Regenwürmer erspart viel Gießen: Der Regen fließt durch die Gänge sehr gut in den Boden hinein.

Blumenzwiebeln geschickt im Herbst pflanzen

Pflanzen-Tipp

James Foggin

Jetzt werden sie wieder überall angeboten: die Blumenzwiebeln, mit denen wir im Herbst für den Frühling sorgen. Die Vielfalt ist gigantisch: Schneeglöckchen, Narzissen, Tulpen aber auch Sommerblüher wie der kugelrunde Zierlauch oder die Camassia bezaubern mit einer tollen Blüte. Wer geschickt kombiniert, hat nicht nur eine wunderschöne Blütenpracht im Frühling, sondern versteckt das welkende Laub der Blumenzwiebeln durch die austreibenden Nachbarpflanzen! So wird´s noch schöner! Das alles funktioniert aber nur, wenn das Laub der Zwiebelblume in Ruhe und vollständig einziehen kann. Optimal klappt das Verdecken des welkenden Laubs mit spät austreibenden Stauden und Gräsern wie Astern oder Rutenhirse.

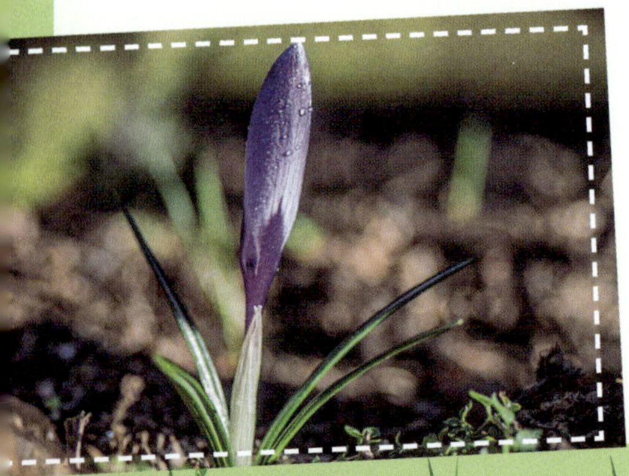

Montag 8

Dienstag 9

Mittwoch 10

Donnerstag 11

Freitag 12

Samstag 13

Sonntag 14

Zu erledigen

- [ ]
- [ ]
- [ ]

KW 37
September

Flammkuchen mit Wildschinken und Pilzen

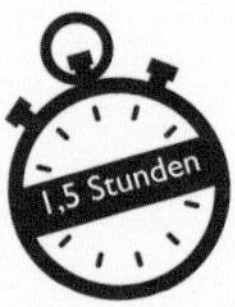

von Timo Böckle

Für 6 Stück

Zutaten

Für den Flammkuchenteig

- 300 g Weizenmehl, Type 405
- 200 g Vollkorn-Dinkelmehl
- 5 g Salz
- 250 ml Wasser
- 70 ml Rapskernöl

Außerdem

- Pizzastein

Für den Belag

- 200 g Wildschinken, Wildschwein, Reh oder Hirsch
- 120 g Steinpilze oder andere Pilze
- 4 Lauchzwiebeln
- 200 g Crème fraîche
- 2 EL Preiselbeeren, aus dem Glas oder selbstgemacht
- Pfeffer, schwarz, grob geschrotet

Zubereitung

1. Für den Flammkuchenteig 300 g Weizenmehl, 200 g Vollkorn-Dinkelmehl, 5 g Salz, 250 ml Wasser und 70 ml Öl in eine Schüssel geben. Alle Zutaten von Hand vermengen und zu einem glatten Teig verkneten. Teig abdecken und 30 Minuten im Kühlschrank ruhen lassen.
2. Backofen und ein Backblech oder einen Pizzastein auf dem Backofenrost in der untersten Schiene auf 220 °C Umluft vorheizen.
3. Inzwischen alle weiteren Zutaten vorbereiten und bereitstellen: 200 g Wildschinken mit einer Aufschnittmaschine hauchdünn aufschneiden. 120 g Steinpilze putzen und in dünne Scheiben oder in Würfelchen schneiden. 4 Lauchzwiebeln abbrausen, trockenschütteln und das Grüne in feine

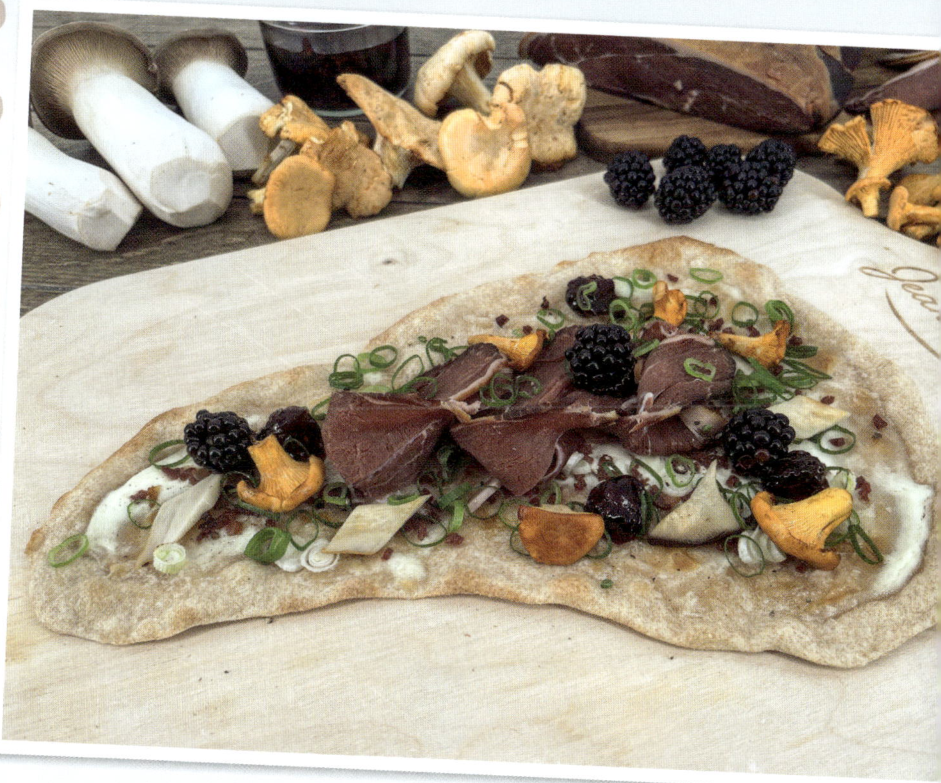

Ringe schneiden, den weißen und hellgrünen Teil noch etwas feiner schneiden.

4. Teig in 6 Portionen teilen, nacheinander mit einem Wellholz dünn ausrollen und auf Backmatten (alternativ Backpapier) auslegen. Die Teigportionen jeweils mit Crème fraîche bestreichen. Dabei rundum einen 1,5 cm breiten Rand frei lassen. Steinpilze sowie den weißen und hellgrünen Teil der Lauchzwiebel auf der Crème verteilen.

5. Flammkuchen mit dem Backpapier auf das heiße Blech ziehen oder auf den Pizzastein setzen und im heißen Backofen 5 Minuten backen. Übrige Zutaten wie Preiselbeeren, Wildschinken, Pfeffer und die grünen Lauchzwiebelringe gefällig auf dem Flammkuchen verteilen und evtl. weitere 2 Minuten backen. Dazu passt grüner Salat.

Tafeltrauben im Garten und auf dem Balkon pflanzen

Pflanzen-Tipp

Heike Boomgaarden

Tafeltrauben sind echte Sonnenanbeter und werden umso süßer, je mehr Sonnenschein sie erreicht. An einer Hauswand oder Mauer in Richtung Süden fühlen sie sich sehr wohl. Selbst in einem Kübel auf einem kleinen Balkon kann die Traube kräftig wachsen, sofern sie von viel Sonnschein erreicht wird. Wenn man die Rebe von April bis Mitte Mai einpflanzt, hat sie im Sommer genug Zeit, um gut einzuwurzeln und kräftige Triebe auszubilden. Wird im Herbst gepflanzt, ist ein entsprechender Winterschutz ratsam.

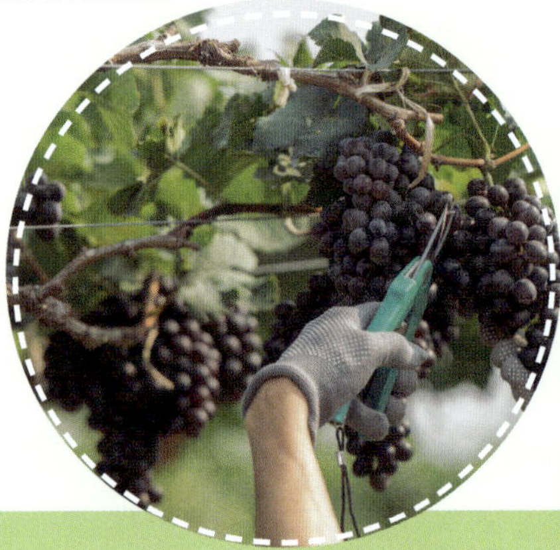

Intervallfasten

Gesundheits-Tipp

Sven Bach

Unter Intervall- oder Intermittierendem Fasten im Alltag versteht man eine zeitlich eingeschränkte Nahrungsaufnahme, damit der Körper Zeit hat, seine Zellen zu reinigen. Es kommt zu einem verbesserten Zucker- und Fettstoffwechsel im Körper. Und: Es gibt keinen Jo-Jo-Effekt.

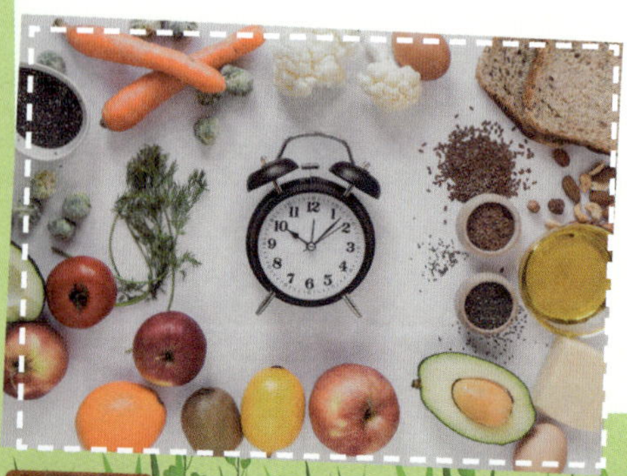

So geht's: Lassen Sie an einem oder mehreren Tagen in der Woche eine Mahlzeit aus. Hierbei ist egal, um welche es sich handelt. Wichtig ist nur, dass eine Ess-Pause von 14–16 Stunden entsteht (genauer gesagt: Frauen 14 h, Männer 16 h). Am einfachsten ist es, wenn die Fastenphase in die Nacht verlagert wird, also wenn man das Abendessen oder das Frühstück ausfallen lässt. Alles, was Sie in dieser Zeit zu sich nehmen dürfen, sind Wasser, ungesüßter Tee und schwarzer Kaffee ohne Milch und Zucker.

Montag 15

Zu erledigen

Dienstag 16

Mittwoch 17

Donnerstag 18

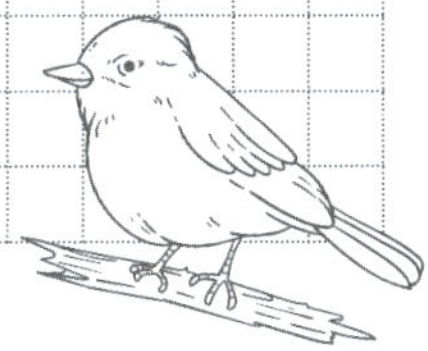

Freitag 19

Samstag 20

Sonntag 21

KW 38
September

KAFFEE ODER TEE

Herbstbalkon mit leuchtenden Farben anpflanzen

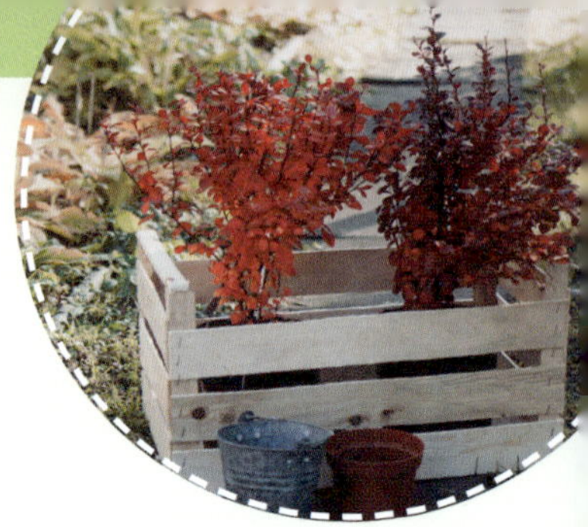

Pflanzen-Tipp

Silke Wilhelm

Der Herbst lässt sich auch auf dem Balkon erleben – mit interessanten Pflanzen, die die passende Stimmung zaubern. Mit ein paar Tipps machen Sie aus Ihrem Balkon einen herbstlichen Wohlfühlort.

Mit Erika, rotlaubigen Heuchera, und leuchtenden Cellosien bringen wir satte Farben auf den Balkon. Alle drei sind unkompliziert im Kübel. Mit herrlichen Lampenputzer-Gräsern unterstützen wir ebenfalls die Herbst-Stimmung. Die filigranen Wedel schwingen im Wind und sehen zauberhaft aus. Wintergrüne Kräuter für den Balkon sind Bohnenkraut und Rosmarin, die sich außerdem in wärmenden Suppen gut machen. Die passende Kübelfarbe für einen herbstlichen Balkon ist zweifelsfrei Terrakotta. Noch wärmer wirken Kästen und Kübel als Körbe.

Tipps für die Rasenpflege im Herbst

Garten-Tipp

Volker Kugel

Der Rasen gehört für die meisten zum Garten einfach dazu. Aber Trockenphasen und Hitze im Sommer bescheren oft unschöne Spuren. Hier ein paar Tipps für die richtige Rasenpflege im Herbst!

Im Oktober sollte der Rasen noch einmal gedüngt werden, denn dann kommt er besser über den Winter. Zu empfehlen ist ein spezieller Herbstdünger, der weniger Stickstoff enthält und damit nicht mehr so stark zum Wachsen anregt. Wenn Moos ein Thema im Garten ist, sollte vertikutiert werden, damit es schon vor dem Winter zurückgedrängt wird und das Gras Platz hat. Herbstlaub können Sie einfach mit aufmähen. Der Rasenmäher zerkleinert das Laub und dies ist zusammen mit dem Rasen die beste Zutat zum Mulchen der Beete oder für den Kompost!

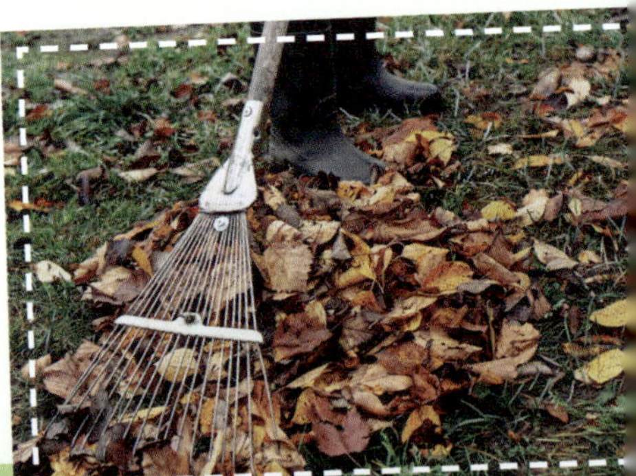

Montag 22

Dienstag 23

Mittwoch 24

Donnerstag 25

Freitag 26

Samstag 27

Sonntag 28

Zu erledigen

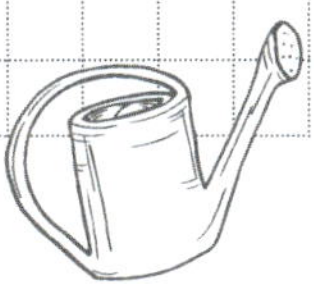

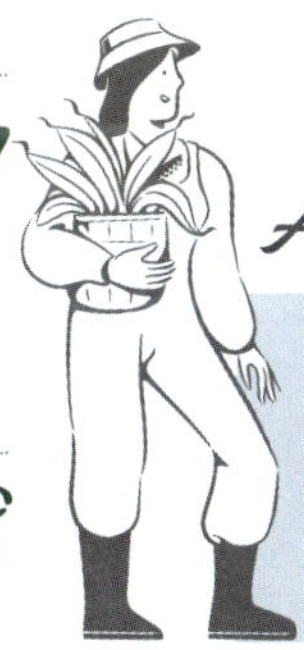

Auflösung

September warm und klar verheißt ein gutes nächstes Jahr.

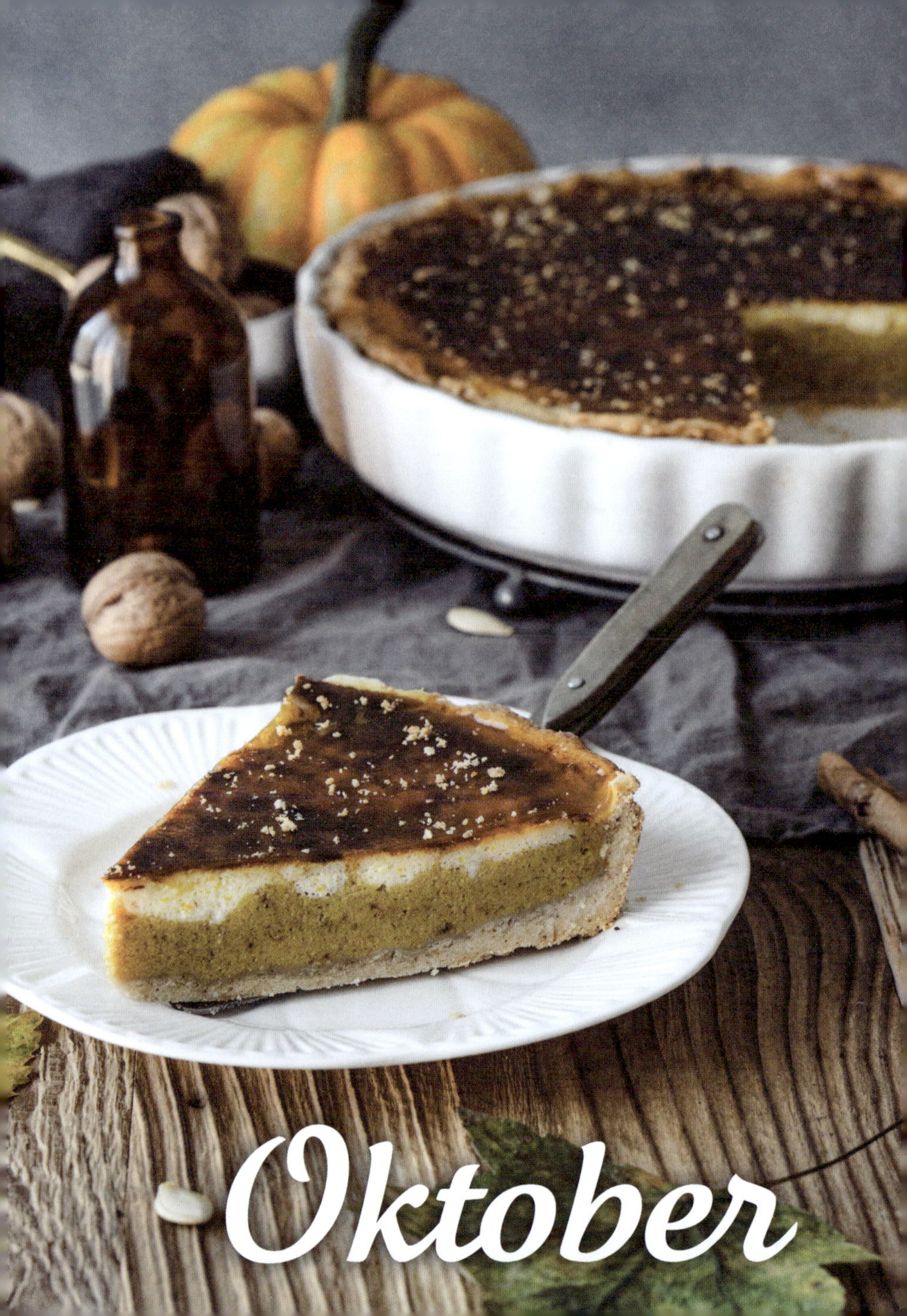
Oktober

Montag 29

Dienstag 30

Mittwoch 1

Donnerstag 2

Tag der Dt. Einheit

Freitag 3

Samstag 4

Sonntag 5

Zu erledigen

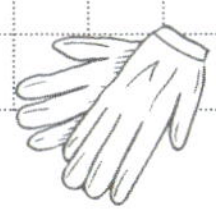

Bauernregel

Bringt der Oktober
viel .... ,
ist's für die Felder
ein Segen.

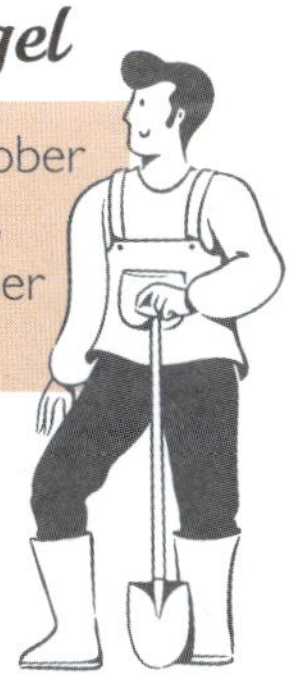

KW 40
Oktober

KAFFEE ODER TEE

Ein Igel-Überwinterungsquartier bauen

Garten-Tipp

Heike Boomgaarden

Im Herbst sucht der Igel nach einem trockenen Überwinterungsplätzchen. Wer ihm dabei helfen möchte, kann einen Igel-Unterschlupf selbst bauen – mit einer alten Holzkiste.

1. Lösen Sie auf einer der beiden Längsseiten der Kiste das oberste Brett heraus. Diese Lücke dient später als Eingangsmöglichkeit für den Igel.

2. Untersuchen Sie die Kiste auf Splitter und entfernen Sie diese gegebenenfalls, damit sich der Igel nicht verletzt.

3. Stellen Sie die Kiste „falschherum" auf den Boden, so dass der Kistenboden oben ist und die Seite, an der das Brett entfernt wurde, vorne.

4. Schützen Sie die Kiste vor Regen mit einem wasserdichten „Dach". Ideal eignet sich dafür ein altes Backblech, das einfach oben auf die umgedrehte Kiste gelegt wird. Jedes andere wasserdichte Material geht aber natürlich auch.

5. Beschweren Sie das Dach mit ein paar Steinen und legen Sie, wenn Sie möchten, noch etwas Moos (am besten aus dem eigenen Garten) dazu – das sieht hübsch aus.

6. Schichten Sie in und um das Igelquartier trockene Blätter und etwas Holz.

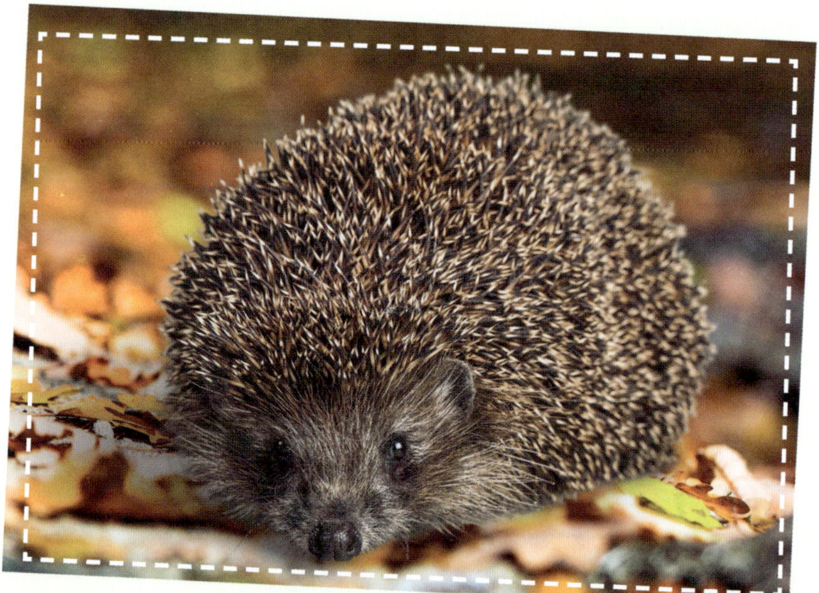

Montag **6**

Dienstag **7**

Mittwoch **8**

Donnerstag **9**

Freitag **10**

Samstag **11**

Sonntag **12**

Zu erledigen

- [ ]
- [ ]
- [ ]

KW 41
Oktober

Gulasch mit Kürbis und Rote-Bete-Salat

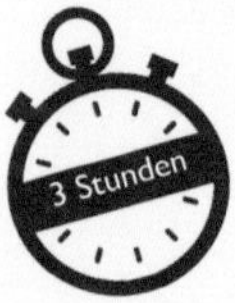

von Rainer Klutsch

Für 4 Personen

Zutaten

Für das Gulasch

- 1,2 kg Gulasch, halb und halb, Schwein und Rind
- 1 kg Zwiebeln
- 3 Knoblauchzehen
- 3 EL Butterschmalz
- 3 EL Tomatenmark
- 100 ml Rotweinessig
- etwas Salz
- etwas Pfeffer
- 1 EL Paprikapulver, rosenscharf
- 2 Pimentkörner
- 2 Wacholderbeeren
- 1 Lorbeerblatt
- 700 ml Fleischbrühe oder Gemüsebrühe
- 600 g Kürbis, z. B. Hokkaido
- 1 Bund Schnittlauch
- 150 g saure Sahne

Für den Salat

- 2 Äpfel, säuerlich
- 500 g Rote Bete, ca. 2–3 Knollen
- 1 Bio-Zitrone Saft und etwas abgeriebene Schale davon
- 4 EL Apfelessig
- etwas Salz
- etwas Pfeffer
- etwas Rohrzucker
- 6 EL Sonnenblumenöl
- 1 Beet Kresse

Zubereitung

1. 1,2 kg Fleisch für Gulasch entweder vom Metzger fertig geschnitten kaufen oder in etwa 2 cm große Würfel schneiden.
2. 1 kg Zwiebeln und 3 Knoblauchzehen abziehen, halbieren und kleinschneiden.
3. In einem großen Schmortopf 2 EL Butterschmalz erhitzen. Das Fleisch darin portionsweise kräftig anbraten, herausnehmen und auf einem Teller kurz warmstellen.

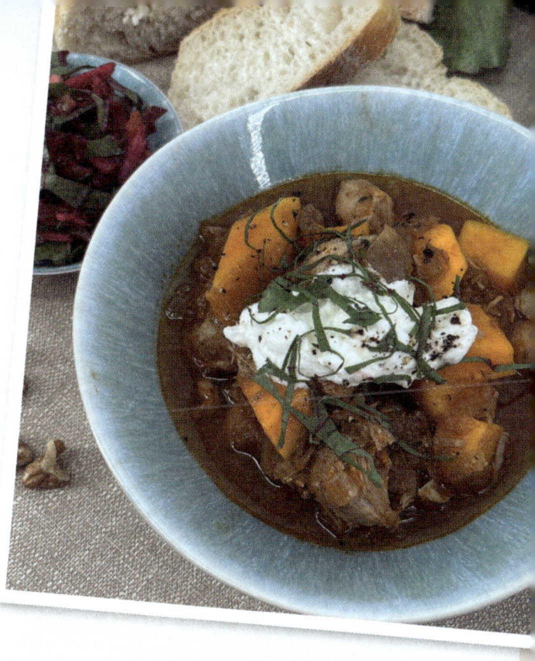

4. Übriges Butterschmalz im Bratfett erhitzen. Zwiebeln darin unter Wenden 6–7 Minuten goldbraun anbraten. Den Knoblauch zugeben und ca. 1 Minute mit anbraten. 3 EL Tomatenmark einrühren und unter Wenden kurz anrösten. Mit 100 ml Essig ablöschen und diesen fast vollständig einkochen lassen.
5. Fleischwürfel wieder untermischen. Mit Salz, Pfeffer und Paprikapulver würzen. 2 Pimentkörner, 2 Wacholderbeeren und 1 Lorbeerblatt zufügen. Dann so viel Brühe angießen, dass das Fleisch gerade knapp mit Flüssigkeit bedeckt ist.
6. Gulasch zugedeckt bei schwacher Hitze etwa 2 Stunden (je nach Fleischbeschaffenheit auch etwas länger) weich schmoren. Während des Garens weitere Brühe nachgießen, sodass das Fleisch stets sacht im Fond schmoren kann.
7. Inzwischen 2 Äpfel abbrausen, 500 g Rote Bete schälen und beides grob raspeln.
8. Zitronensaft und -schale, 4 EL Essig, Salz, Pfeffer, Zucker und 6 EL Öl verquirlen. Mit Apfel und Rote Bete mischen. Den Salat bis zum Servieren marinieren.
9. Für das Gulasch 600 g Kürbis putzen, entkernen und in Würfel schneiden (idealerweise so groß wie Fleischstückchen).
10. Kürbis etwa 30 Minuten vor Ende der Garzeit zum Gulasch geben und fertig garen.
11. Ein Bund Schnittlauch abbrausen und in Röllchen schneiden. 150 g saure Sahne cremig rühren. Gulasch abschmecken.
12. Salat ebenfalls abschmecken. Kresse vom Beet schneiden und über den Salat streuen.
13. Gulasch mit saurer Sahne und Schnittlauch anrichten und servieren. Den Salat dazu servieren. Dazu passen Brot, Kartoffeln oder Nudeln.

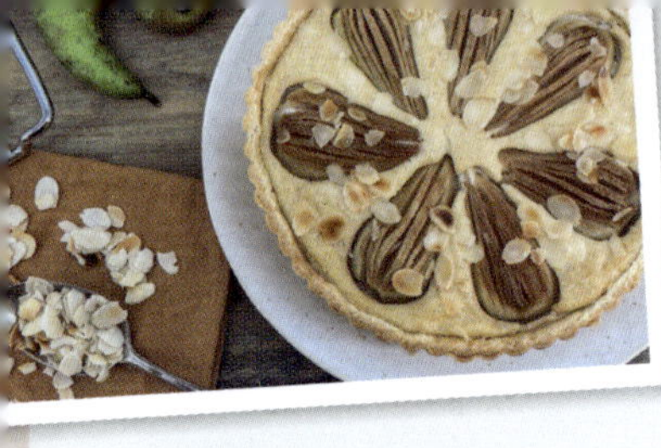

Elsässische Birnentaarte

von Stina Spiegelberg

1,5 Stunden

Für 12 Stücke

Zutaten

Für den Mürbeteig

- 200 g Weizenmehl, Type 550
- 50 g Zucker
- 120 g vegane Margarine
- 50 ml Haferdrink

Für die Füllung

- 40 g Speisestärke
- 30 g Zucker
- 1 Msp. gemahlene Naturvanille
- 400 g Sojaquark
- 2–3 feste, reife Birnen
- 3 EL Ahornsirup
- 50 g Mandelblättchen, optional gehackte Walnusskerne

Außerdem

- Tarteform mit Rand, ø 24 cm
- Margarine für die Form
- Mehl zum Bearbeiten

Zubereitung

1. Die Tarteform fetten. Den Ofen auf 190 °C Ober-/Unterhitze vorheizen.
2. Für den Teig 200 g Mehl und 50 g Zucker in einer großen Schüssel mischen. 120 g Margarine in Flöckchen und 50 ml Haferdrink zugeben.
3. Mit der Gabel, dann per Hand zu einem glatten Teig verarbeiten. Bei Bedarf weiteres Mehl (ca. 2 EL) hinzugeben, bis der Teig nicht mehr klebt.
4. Den Teig auf einer gemehlten Arbeitsfläche 2 mm dick rund ausrollen. Teig in die vorbereitete Form legen. Überstehenden Rand abschneiden und den Boden mehrmals mit einer Gabel einstechen.
5. Für die Füllung 40 g Stärke, 30 g Zucker und 1 Messerspitze gemahlene Vanille in einer Schüssel mischen. Nach und nach unter Rühren mit einem Schneebesen 400 g Quark zugeben.
6. 2–3 Birnen schälen, halbieren und entkernen. Birnenhälften auf der gewölbten Seite fächerartig einschneiden, auf den Teigboden legen und die Quark-Creme drumherum gießen. Birnen mit Ahornsirup bestreichen und mit 50 g Mandelblättchen bestreuen.
7. Auf dem Rost in der Ofenmitte 40 Minuten goldgelb backen. In der Form auf einem Gitter abkühlen lassen.

Montag 13

Dienstag 14

Mittwoch 15

Donnerstag 16

Freitag 17

Samstag 18

Sonntag 19

Zu erledigen

☐

☐

☐

KAFFEE ODER TEE

KW 42 Oktober

Kürbis-Frischkäse-Aufstrich

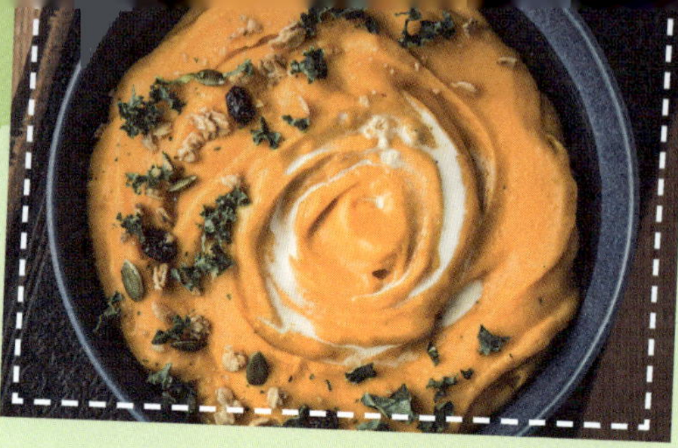

von Sven Bach

So geht's

900 g Kürbis waschen und in kleine Würfel schneiden. Eine Zwiebel fein würfeln. Die Zwiebel in 2 EL Rapsöl glasig dünsten. Die Kürbiswürfel hinzugeben und ca. 10–15 Min. weich dünsten. Immer wieder mit etwas Gemüsebrühe angießen und nach ca. 5 Min. 3 EL Tomatenmark hinzugeben. Währenddessen Thymian waschen und fein hacken. Eine Zitrone abreiben und etwas Saft pressen. Wenn die Kürbiswürfel weich sind, den Thymian, Zitronenabrieb und den Zitronensaft unter die Kürbismasse mengen. Die Kürbismasse abkühlen lassen und mit 450 g körnigem Frischkäse vermischen. Mit Salz und Pfeffer abschmecken.

Tipps für einen bunten Garten im Herbst

Pflanzen-Tipp

Helmut Tränkle

Manche Pflanzen haben erst im Herbst ihren großen Auftritt: Sie trumpfen mit leuchtender Herbstfärbung auf und tauchen den Garten in eine besondere Stimmung.

Die Eichenblättrige Hortensie färbt sich im Herbst dunkelgrün-bordeaux. Kein Strauch für die volle Sonne, aber er verträgt weniger Wasser deutlich besser als die klassischen Bauernhortensien. Der Japanische Fächerahorn wächst langsam und ist daher auch für kleinere Gärten geeignet. In Einzelstellung entwickelt er eine besonders schöne Form. Das Eisenholz mit leuchtend gelb-orangen Blättern ist ein robustes Gehölz, das nicht jeder kennt, und wird bis zu stattliche 10 Meter hoch. Das Pfaffenhütchen ist ein heimischer Strauch, dessen Früchte gerne von Vögeln gefressen werden. Die Zaubernuss ist ein langsam wachsender Strauch, der besonders dafür beliebt ist, dass er im Februar blüht.

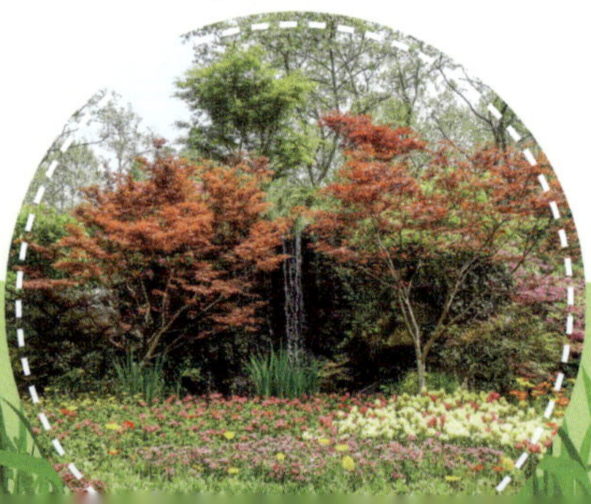

Montag **20**

Dienstag **21**

Mittwoch **22**

Donnerstag **23**

Freitag **24**

Samstag **25**

Ende der Sommerzeit

Sonntag **26**

Zu erledigen

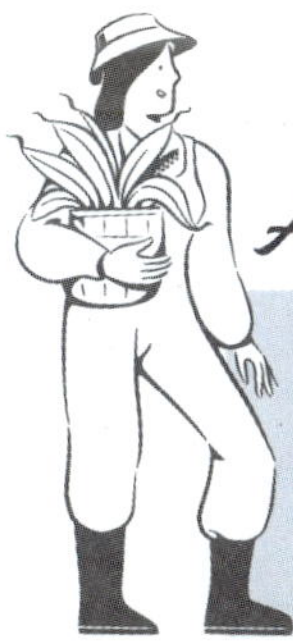

Auflösung

Bringt der Oktober viel Regen, ist's für die Felder ein Segen.

KW 43
Oktober

November

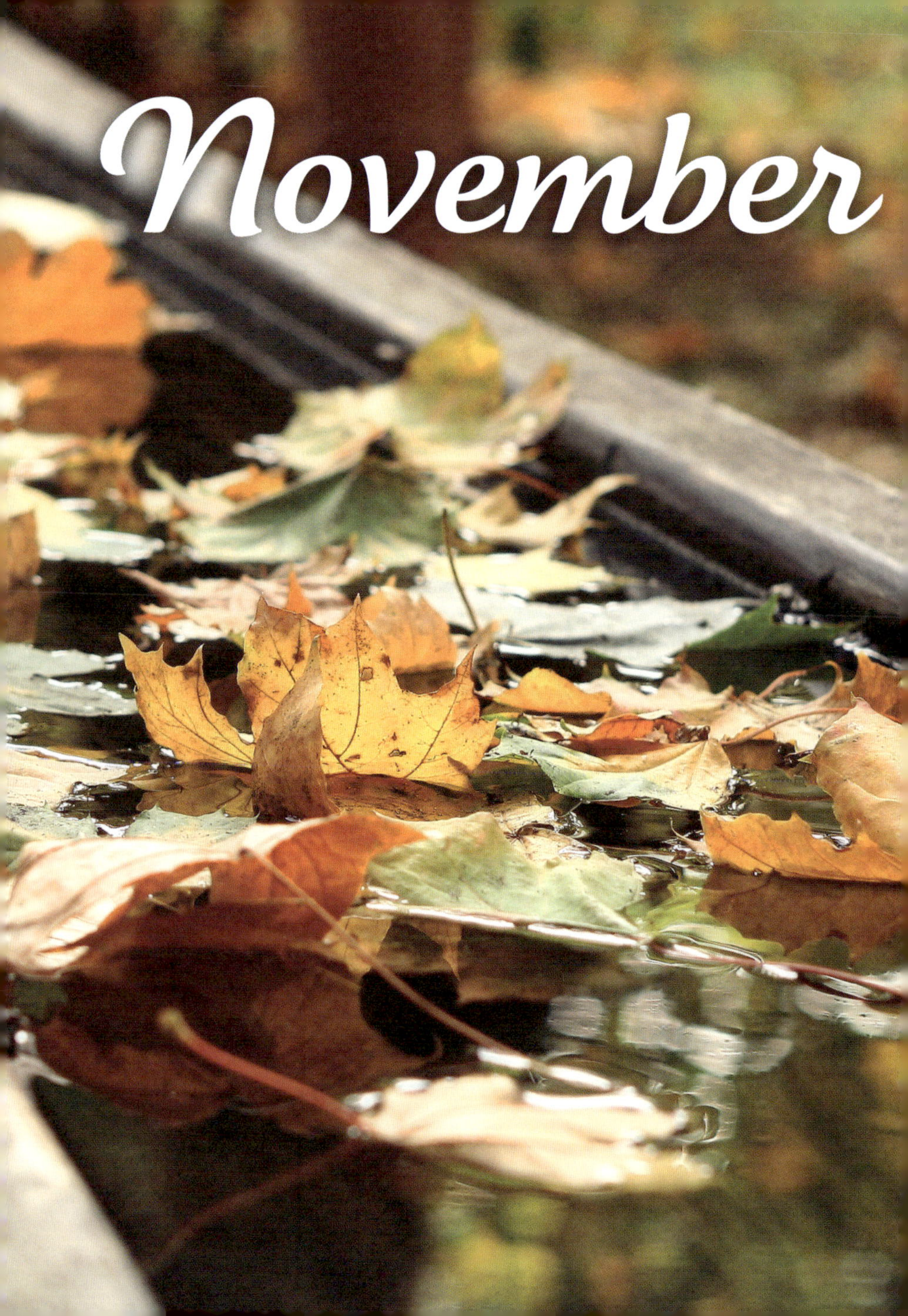

Montag **27**

Dienstag **28**

Mittwoch **29**

Donnerstag **30**

Reformationstag
Halloween

Freitag **31**

Allerheiligen

Samstag **1**

Sonntag **2**

Zu erledigen

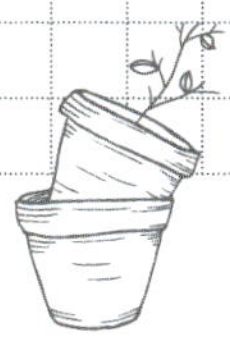

Bauernregel

Hängt das Laub bis November hinein, wird der .... lange sein.

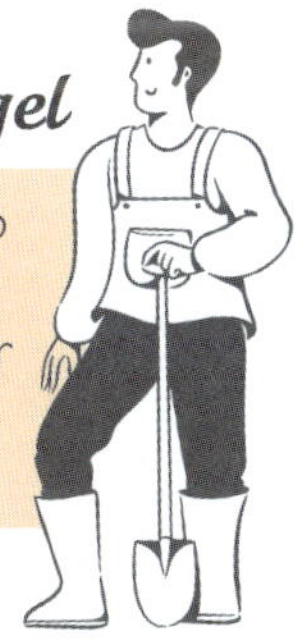

KAFFEE ODER TEE

KW 44 November

Gebratene Käse-Pfannkuchen mit Pilzen

von Martin Gehrlein

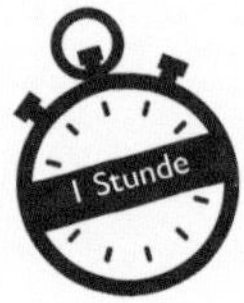

Für 4 Personen

Zutaten

Für den Pfannkuchenteig

- 2 Eier, Größe M
- 250 ml Milch
- 150 g Dinkelmehl, Type 630
- etwas Salz

Für die Füllung

- 500 g mittelgroße Champignons
- 2 Schalotten
- 2 EL Butterschmalz
- 1 EL Dinkelmehl, Type 630
- 200 ml Gemüsebrühe
- 200 ml Milch
- 6 Stiele Petersilie
- etwas Muskatnuss
- etwas Pfeffer
- etwas Salz
- 200 g Cheddar oder Gouda

Für die Panierung

- 50 g Dinkelmehl, Type 630
- 60 g Semmelbrösel
- 2 Eier, Größe M

Außerdem

- Butterschmalz oder Öl, zum Braten

Zubereitung

1. Für den Pfannkuchenteig 2 Eier, 250 ml Milch, 150 g Mehl und 1 Prise Salz zu einem glatten Teig verrühren und etwa 10 Minuten quellen lassen.
2. Inzwischen für die Füllung 500 g Pilze putzen und vierteln. 2 Schalotten abziehen und kleinschneiden. 2 EL Butterschmalz erhitzen. Pilze und Schalotten darin anbraten. 1 EL Mehl darüber stäuben und unterrühren.
3. Nacheinander 200 ml Brühe und 200 ml Milch zugießen und jeweils aufkochen lassen. Dann ca. 10 Minuten einköcheln. Inzwischen 6 Stiele Petersilie abbrausen, trockenschütteln und die Blättchen abzupfen und hacken.

4. Petersilie unter die Pilze mischen. Mit Muskat, Pfeffer und Salz abschmecken. Pilze beiseitestellen und abkühlen lassen.
5. Inzwischen für die Pfannkuchen eine beschichtete Pfanne erhitzen, mit wenig Butterschmalz auspinseln. Darin bei mittlerer Temperatur nacheinander 8–12 kleine, dünne Pfannkuchen backen (Durchmesser ca. 12–16 cm).
6. Pfannkuchen wenden, sobald die Unterseite sich vom Boden lösen lässt. Fertige Pfannkuchen nebeneinander liegend auf der Arbeitsfläche abkühlen lassen.
7. 200 g Käse grob raspeln. Käse auf einer Pfannkuchenhälfte verteilen, dabei einen etwa 1 cm breiten Rand freilassen.
8. Pilze auf dem Käse verteilen. Unbelegte Pfannkuchenseite überklappen und die Ränder gut andrücken (Ränder evtl. mit verquirltem Ei von der Panierung bestreichen).
9. 50 g Mehl und 60 g Semmelbrösel jeweils auf einen Teller geben. 2 Eier auf einem Teller mit einer Gabel verrühren. Pfannkuchen in Mehl, Eiern und Semmelbröseln panieren.
10. Butterschmalz oder Öl portionsweise in einer Pfanne erhitzen. Pfannkuchen darin von beiden Seiten ca. 2–3 Minuten goldgelb braten.
11. Herausnehmen und auf Küchenpapier abtropfen lassen. Sofort servieren. Dazu passt Salat.

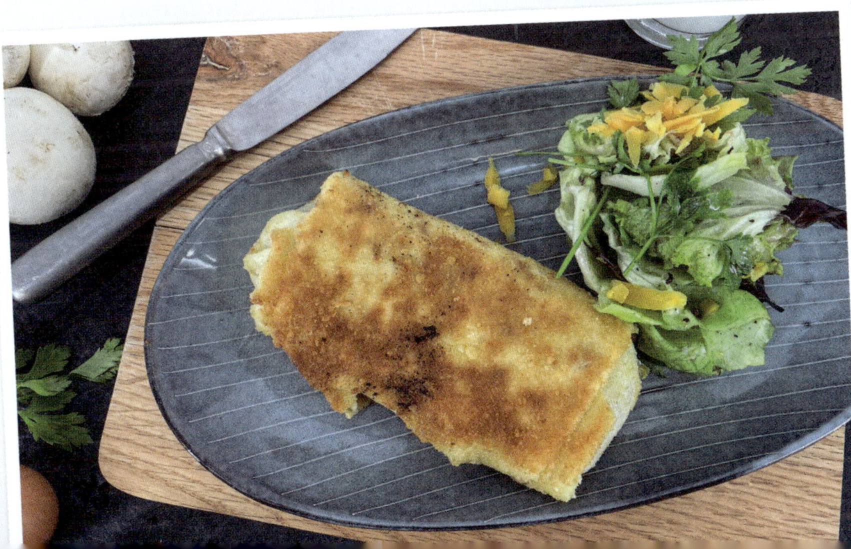

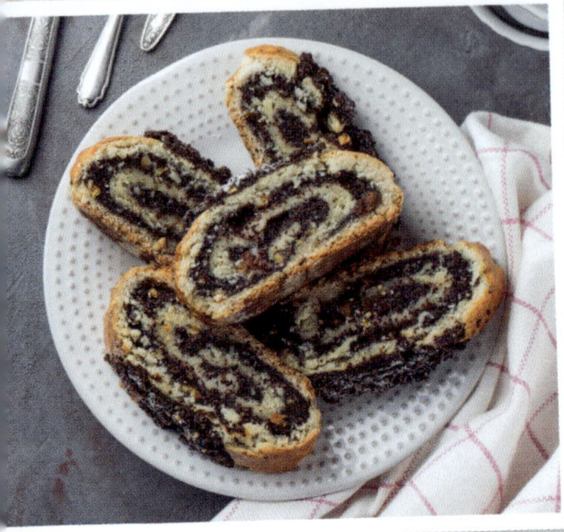

Mohnstrudel aus Hafermehl

von Melina Ebert

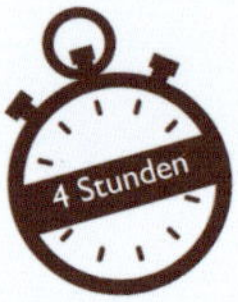

Zutaten

Für die Mohnmasse

- 250 g Trockenfeigen
- 1 TL Zimt
- 200 g Mohn, gemahlen
- 8 getrocknete Aprikosen, ungeschwefelt

Für den Teig

- 4 reife Bananen
- 350 g Hafermehl
- 2 EL Leinmehl
- ½ Pck. Backpulver
- etwas Haferdrink, nach Bedarf

Zubereitung

1. Für die Mohnmasse 250 g Feigen über Nacht in Wasser einweichen. Das Einweichwasser beiseite stellen, die Früchte pürieren. Mit 1 TL Zimt und 200 g Mohn mischen.
2. 8 getrocknete Aprikosen in kleine Würfel schneiden und ebenfalls unterheben. Falls die Masse zu trocken erscheint, etwas Einweichwasser unterrühren.
3. Für den Teig 4 Bananen pürieren und mit 350 g Hafermehl, 2 EL Leinmehl und einem halben Päckchen Backpulver zu einem Teig verarbeiten. Den Teig 1 Stunde ruhen lassen. Dann den Teig durchkneten. Sollte er zu sehr kleben, etwas Hafermehl zufügen. Falls er zu fest ist, etwas Haferdrink oder Milch zufügen.
4. Den Teig auf einer bemehlten Arbeitsfläche etwa 1 cm dick ausrollen und mit der Mohnmasse bestreichen. An der längeren Seite aufrollen und den Strudel auf ein Backblech setzen. Bei 170 °C auf mittlerer Schiene 30 Minuten backen.

Montag 3

Dienstag 4

Mittwoch 5

Donnerstag 6

Freitag 7

Samstag 8

Sonntag 9

Zu erledigen

☐

☐

☐

KAFFEE ODER TEE SWR

KW 45 November

Zimtschnecken mit Zitronen-Zuckerguss

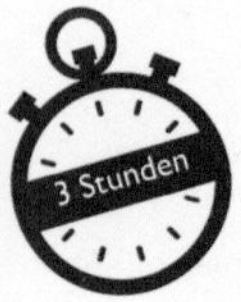

von Roman Schäfer

Für 18 Stück

Zutaten

Für den Hefevorteig

- 150 g Weizenmehl, Type 405
- 150 g Milch
- 22 g frische Hefe

Für den Hefehauptteig

- 225 g Weizenmehl, Type 405
- 45 g Zucker
- 60 g Butter, zimmerwarm
- 1 Ei, Größe M
- 1 Prise Salz

Für die Füllung

- 50 g Butter
- 100 g Zucker
- 1 TL Zimt

Für die Glasur

- 150 g Puderzucker
- Zitronensaft, nach Bedarf

Außerdem

- Backblech
- Backpapier
- Tortenring, ø 28 cm
- zimmerwarme Butter zum Einfetten
- Mehl zum Bearbeiten
- Teigrolle

Zubereitung

1. Für den Hefevorteig 150 g Mehl, 150 ml Milch und 22 g Hefe in eine große Schüssel geben und mit den Knethaken des Handrührers oder in der Küchenmaschine 3 Minuten auf niedrigster Stufe kneten. Abgedeckt 30 Minuten gehen lassen.
2. Für den Hauptteig 225 g Mehl, 45 g Zucker, 60 g Butter, Ei und Salz zum Vorteig geben und ebenso unterkneten. Teig auf die leicht bemehlte Arbeitsfläche geben und 5 Minuten von Hand oder in der Küchenmaschine auf zweiter Stufe zu einem glatten Teig kneten. Den

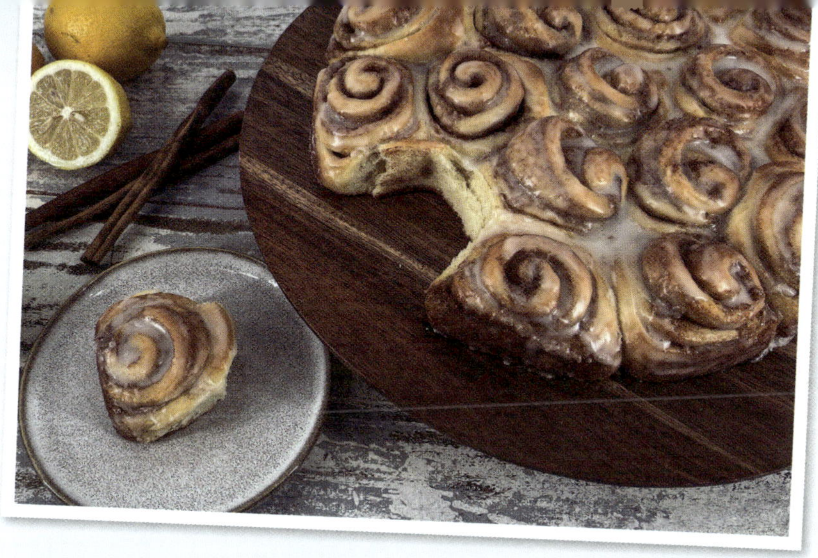

Teig abgedeckt etwa 15 Minuten ruhen lassen.

3. Inzwischen den Tortenring fetten. Ein Backblech mit Backpapier auslegen, Tortenring daraufsetzen.
4. Für die Füllung 50 g Butter in einem kleinen Topf zerlassen. 100 g Zucker und 1 TL Zimt in einer kleinen Schüssel mischen.
5. Den Teig auf der leicht bemehlten Arbeitsfläche zu einem Rechteck von etwa 42 cm x 33 cm ausrollen. Mit der flüssigen Butter bestreichen und mit Zimtzucker bestreuen. Dabei rundum einen 2 cm breiten Rand frei lassen.
6. Rechteck mit leichtem Druck von einer Längsseite zur anderen aufrollen. Mit einem scharfen Messer in 18 Stücke (à etwa 2,5 cm Dicke) schneiden.
7. Teigstücke mit einer Schnittfläche nach unten in den vorbereiteten Tortenring legen: 11 Stücke in die Außenbahn, 6 Stück innen und ein Stück in die Mitte.
8. Zimtschnecken abgedeckt etwa 45 Minuten bei Raumtemperatur gehen lassen.
9. Den Backofen auf 180 °C Ober-/Unterhitze vorheizen. Zimtschnecken im heißen Ofen auf dem Blech in der Ofenmitte etwa 25 Minuten backen.
10. 150 g Puderzucker und esslöffelweise Zitronensaft zu einem Zuckerguss verrühren, der die Konsistenz von Honig haben soll. Zimtschnecken direkt heiß aus dem Ofen damit bestreichen. Auf dem Blech auf einem Gitter abkühlen lassen.

Empfindliche Kräuter überwintern

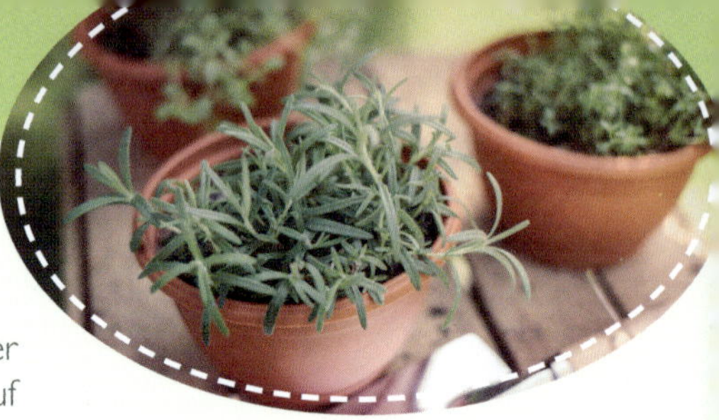

Garten-Tipp

Birgit Wonneberger

Für manche Kräuter im Garten oder auf dem Balkon wird es im November zu kalt, andere vertragen Minustemperaturen. Für den Rosmarin ist im Beet quasi kein Schutz nötig, wenn beim Pflanzen Sand und Kies miteingearbeitet wurde. Zu schaffen macht ihm aber Staunässe. Die Zitronenverbene verträgt keine Temperaturen unter 0 °C und sollte daher ins Haus. Wer sie im Sommer gepflanzt hat, sollte sie über den Winter ausgraben und in einen Kübel pflanzen. Auch die beliebten Fruchtsalbeisorten müssen vor dem ersten Frost ins Haus. Optimale Temperatur ist dort um die 10 °C am hellen Fenster. Duftgeranien müssen ebenfalls im Haus überwintern: kühl und hell. Der Zimmerknoblauch verträgt auch leichten Frost. Man kann man ihn im Winter an ein ganz normales Fensterbrett in der Küche stellen.

Tipps für den Winterschutz von Rosen

Pflanzen-Tipp

Heiko Hübscher

Fast alle Rosen sind winterhart, dennoch brauchen sie Winterschutz. Der häufigste Frostschaden ist allerdings nicht das Erfrieren, sondern das Verdursten der Pflanze. Die Lösung liegt im Beschatten. Bei höheren Strauchrosen eignen sich Schilf- oder Weidenmatten. Kletterrosen lassen sich recht geschickt mit Tannenreisig beschatten. Neu gepflanzte Rosen sollten in den ersten beiden Jahren angehäufelt werden, um die Veredlungsstelle zu schützen. Rosenstämmchen im Kübel sollten mit einem Flies eingeschlagen werden. Da die Veredlungsstelle offen unterhalb der Krone liegt, bevor die Rose sich verzweigt, ist sie besonders gefährdet. Auch normale Rosen im Kübel sollten mit einem Flies gegen die Wintersonne und kalten Wind geschützt werden.

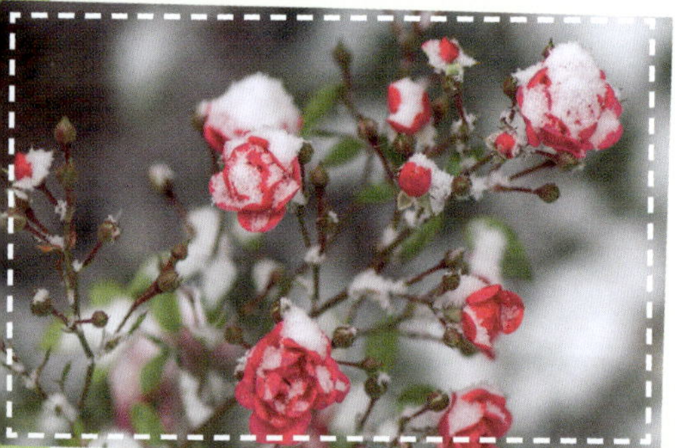

Montag 10

Dienstag 11

Sankt Martin

Mittwoch 12

Donnerstag 13

Freitag 14

Samstag 15

Sonntag 16

Zu erledigen

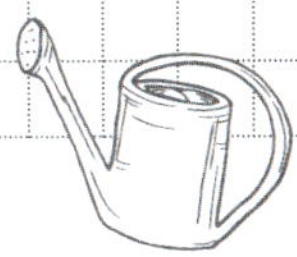

- [ ]
- [ ]
- [ ]

KW 46 November

Winterliche Tischdeko mit Amaryllis

Kreativ-Tipp

Karolin Happel

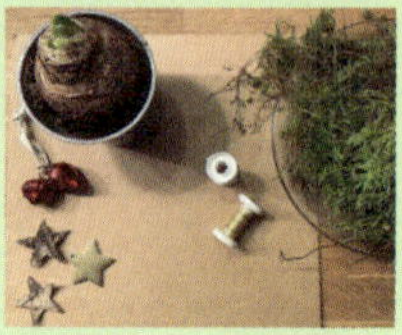

Leicht und schnell gemacht ist diese winterliche Tischdeko. Mit wenigen Handgriffen und ein bisschen Geschick können Sie eine Amaryllis schön verpacken.

So geht's

1. Die Amarylliszwiebel aus dem Topf nehmen und vorsichtig die Erde entfernen. Die Knolle muss unten nicht gänzlich von der Erde befreit werden, da dies im Mooskleid nicht sichtbar sein wird.

2. Anschließend etwas Moos ausbreiten und um die Knolle legen. Mit Bouillondraht einmal umwickeln und das Drahtende mit dem laufenden Draht verknoten. Nun mehrfach umwickeln, bis alles Moos gut befestigt ist. Hier nicht sparsam sein, da der glänzende Draht auch einen dekorativen Zweck hat!

3. Überstehendes Moos kann nun mit der Schere etwas zurechtgeschnitten oder von Hand unter den Draht geschoben werden. Ebenso können auch noch Ausbesserungen gemacht werden, sollte an einer Stelle zu wenig Moos sein. In dem Fall einfach etwas Moos auflegen und erneut etwas umwickeln.

4. Dekorationselemente vorsichtig unter den Draht stecken. Dafür können ein paar Beeren, kleine Zapfen, Sterne aus Rinde, aber auch kleine Baumkugeln, weihnachtliche Anhänger oder Glitzersterne verwendet werden.

5. Falls es nicht eigenständig gerade steht, die Kugel auf einen Holzring stellen. Eine Baumscheibe wirkt besonders.

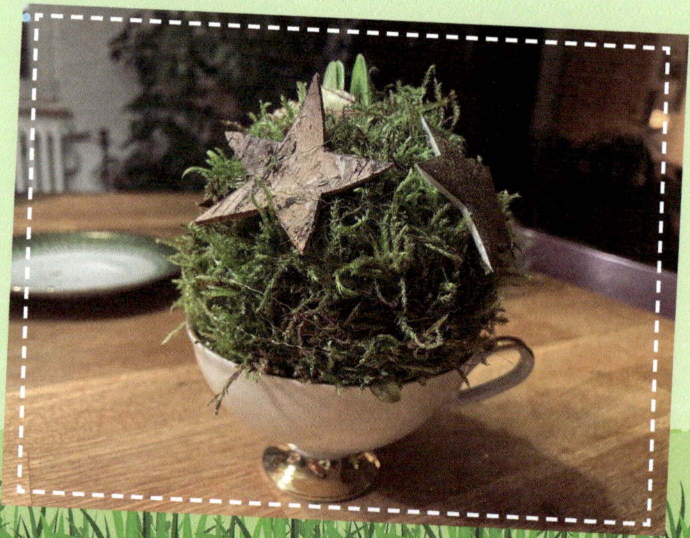

Montag 17

Dienstag 18

Buß- und Bettag

Mittwoch 19

Donnerstag 20

Freitag 21

Samstag 22

Sonntag 23

Zu erledigen

KW 47 November

Das richtige Mehl für die Weihnachtsbäckerei auswählen

Ernährungs-Tipp

Melina Ebert

Bald geht das große Plätzchenbacken los. Da heißt es vorher: einkaufen und Rezepte raussuchen. Doch welches Mehl kann was und ist wofür am besten geeignet?

Weizen und Dinkel enthalten besonders viel Gluten und sind deshalb für die Feinbäckerei besonders gut geeignet. Weizenmehl der Type 405 ist am günstigsten und lässt sich gut verarbeiten. Wer gerne alle Mineralstoffe und Ballaststoffe des Getreides nutzt, verwendet am besten Vollkornmehl und entsprechende Rezepte. Aber auch Mehl altert und die Backfähigkeit lässt nach. Deshalb lieber recht frisch kaufen und entweder mit Clips verschließen oder in einem Glas aufbewahren. Im allerbesten Falle mahlen Sie das Mehl frisch zu Hause.

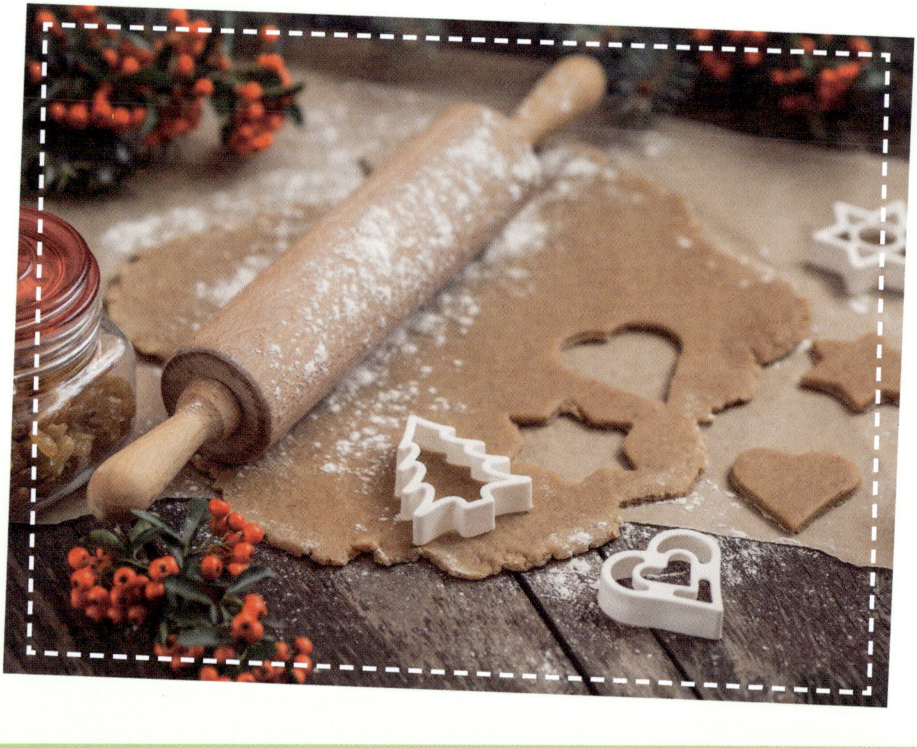

Montag **24**

Zu erledigen

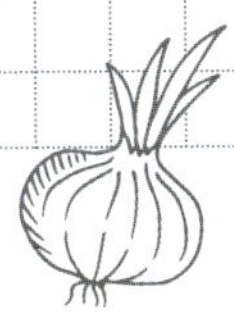

Dienstag **25**

Mittwoch **26**

Donnerstag **27**

Freitag **28**

Samstag **29**

1. Advent

Sonntag **30**

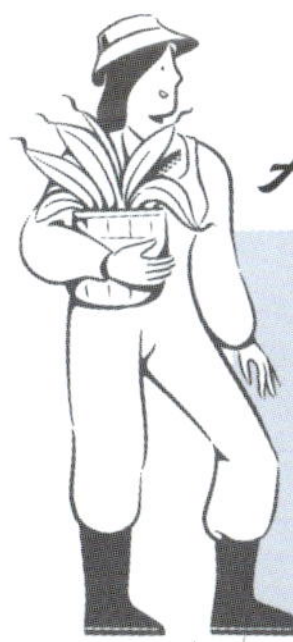

Auflösung

Hängt das Laub bis November hinein, wird der Winter lange sein.

KW 48 November

Frittata mit Roter Bete, Pastinake und Karotten

von Rainer Klutsch

Für 4 Portionen

Zutaten

Für die Frittata

- 2 Knollen Rote Bete
- 2 Pastinaken
- 2 Karotten
- 1 Zwiebel
- 6 Eier, Größe M
- 50 ml Rote-Bete-Saft, alternativ Karottensaft oder Gemüsebrühe
- 50 g Sahne oder Kokosmilch
- etwas Salz
- etwas Pfeffer
- etwas Piment, gemahlen
- etwas Paprikapulver, edelsüß
- 2 EL Rapsöl
- 100 g Feta oder Schafskäse

Für den Dip

- 1 Bio-Zitrone
- 200 g saure Sahne
- etwas Salz
- etwas Pfeffer
- etwas Honig, nach Belieben

Außerdem

- 1 Bund Dill

Zubereitung

1. Für die Frittata 2 Rote Bete-Knollen, 2 Pastinaken, 2 Karotten und 1 Zwiebel putzen, bzw. schälen, abbrausen und trockentupfen. Rote Bete, Karotten und Pastinaken in Stifte oder dünne Scheiben hobeln. Zwiebel in feine Streifen schneiden.
2. 6 Eier, 50 ml Gemüse-Saft und 50 g Sahne in einer Schüssel verquirlen. Mit Salz, Pfeffer, Piment und Paprikapulver würzen.
3. 2 EL Öl in einer ofenfesten Pfanne erhitzen. Zwiebeln darin glasig andünsten. Übriges Gemüse zugeben und alles ca. 2–3 Minuten anbraten.
4. Die Eimischung über das Gemüse geben und kurz stocken lassen. Dann entweder abdecken und auf dem Herd etwa 15 Minuten bei mittlerer Hitze weitergaren oder im Backofen auf der mittleren Schiene bei 160 °C Umluft abgedeckt stocken lassen.

5. Für den Dip eine Zitrone heiß abbrausen und trockenreiben. Etwa 1 TL Schale dünn abreiben. Zitrone halbieren und den Saft auspressen.
6. 200 g saure Sahne, Zitronensaft und -schale verrühren. Mit Salz, Pfeffer und evtl. etwas Honig würzen.
7. Dill abbrausen, trockenschütteln und fein schneiden. Die Hälfte Dill unter den Dip rühren.
8. Frittata aus dem Ofen nehmen. 100 g Käse zerbröckeln und mit dem übrigen Dill auf die Frittata streuen. Frittata in Stücke schneiden und mit dem Dip anrichten und servieren.

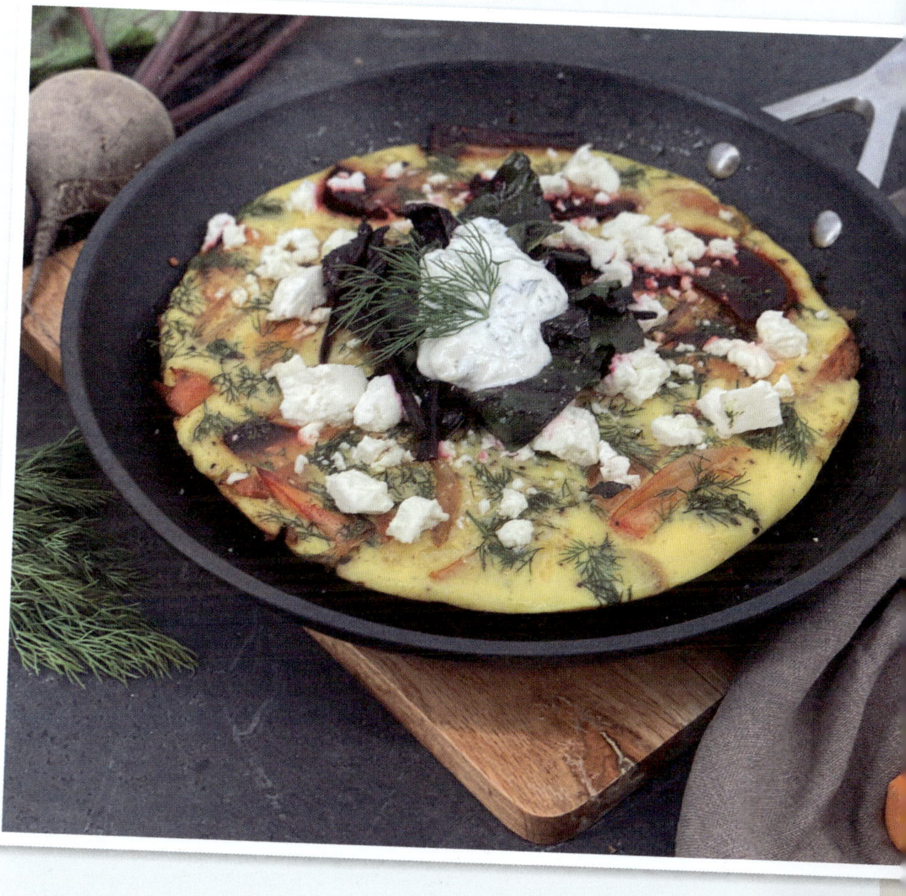

Dezember

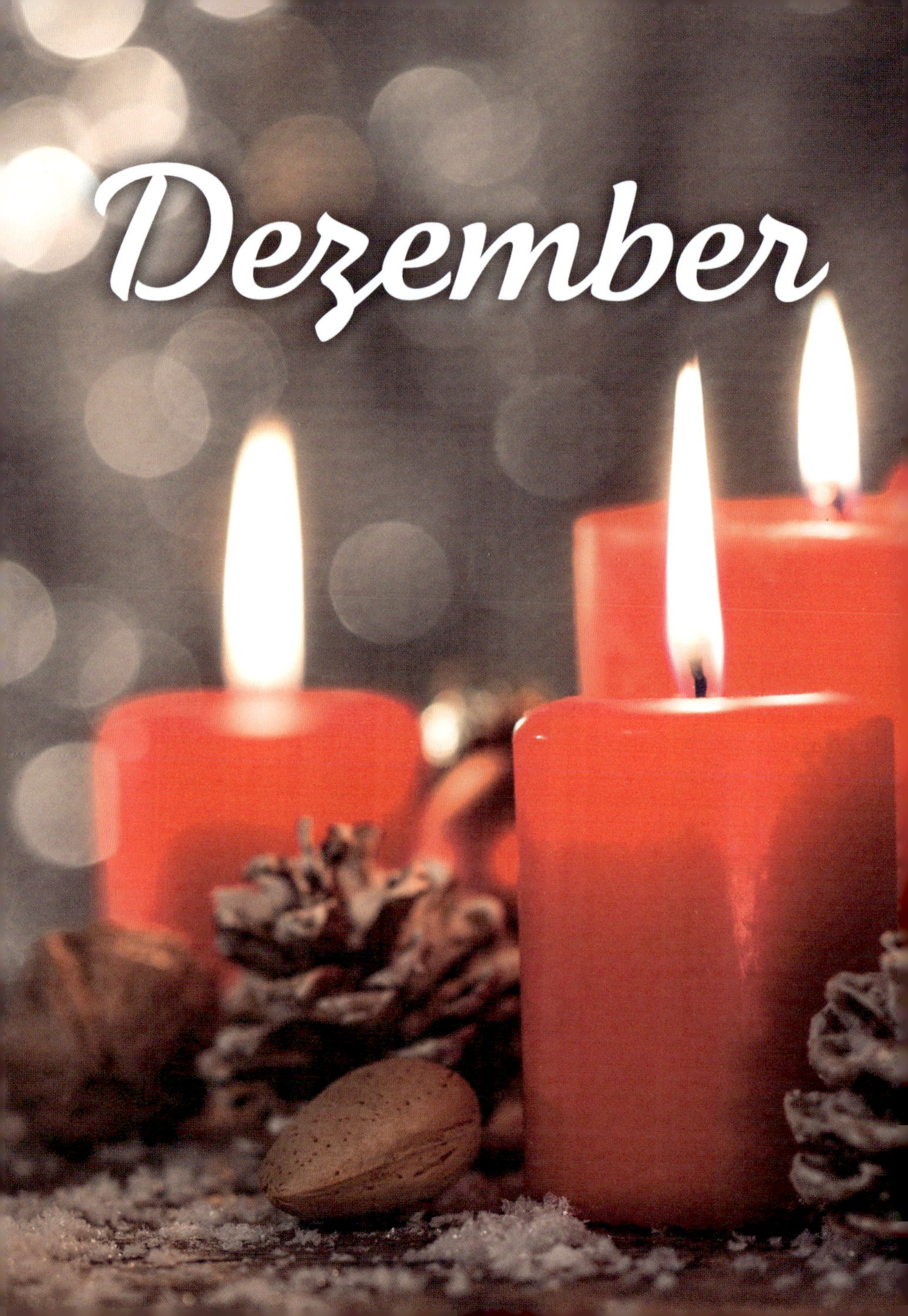

Zu erledigen

Montag 1

Dienstag 2

Mittwoch 3

Donnerstag 4

Freitag 5

Samstag 6

Bauernregel

Trockener ……………………,
milder Winter
rund um's Haus.

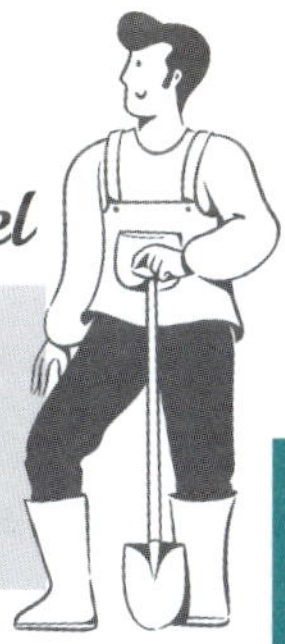

2. Advent

Sonntag 7

KW 49 Dezember

Christstollen-Muffins

von Stefanie Biedermann

4 Stunden

Für 24 Stück

Zutaten

Für die Füllung

- 50 g Orangeat, alternativ Abrieb einer halben Bio-Orange oder getrocknete Aprikosen, kleingehackt
- 200 g Rosinen
- 50 ml Rum, alternativ Fruchtsaft

Für den Hefevorteig

- 180 g Weizenmehl, Type 550
- 120 ml Milch
- 30 g frische Hefe

Für den Hefehauptteig

- 300 g Weizenmehl, Type 550
- 60 ml Milch
- 30 g Zucker
- 190 g Butter, zimmerwarm
- 5 g Salz
- 2 TL Vanillezucker
- 3 Prisen Kardamom, gemahlen
- etwas Muskatnuss
- 60 g blanchierte Mandeln, gehackt

Außerdem

- Muffin-Backformen für 12 Muffins
- 24 Muffin-Förmchen aus Papier
- Puderzucker zum Bestäuben

Zubereitung

1. Für die Füllung am Vortag 50 g Orangeat und 200 g Rosinen in eine Schüssel geben, mit 50 ml Rum übergießen und mit einem Esslöffel gut mischen. Abgedeckt 24 Stunden ziehen lassen.
2. Für den Hefevorteig 180 g Mehl, 120 ml Milch und 30 g Hefe in die Küchenmaschine mit Knethaken geben und gut verkneten. Vorteig für ca. eine halbe Stunde gehen lassen.

3. Für den Hauptteig 300 g Mehl, 60 ml Milch, 30 g Zucker, 190 g zimmerwarme Butter, 5 g Salz, 2 TL Vanillezucker, 3 Prisen Kardamom und Muskatnuss zum Vorteig geben und alles ca. 10 Minuten mit dem Knethaken gut durchkneten.
4. In der Zwischenzeit die Papierförmchen in die Backformen einsetzen.
5. Die eingeweichten Früchte mit dem Rum und 60 g Mandeln zum Hefeteig geben und noch einmal kurz unterkneten.
6. Hefeteig in 24 Stücke à ca. 50 bis 55 g teilen. Teiglinge in die vorbereiteten Papierförmchen in den Muffin-Backformen setzen und ca. 1 Std abgedeckt gehen lassen.
7. Den Backofen auf 210 °C Ober-/Unterhitze vorheizen und die Christstollen-Muffins ca. 20–25 Min. backen.
8. Christstollen-Muffins auf einem Kuchengitter gut auskühlen lassen, dann auf eine Kuchenplatte setzen und mit Puderzucker bestäuben.

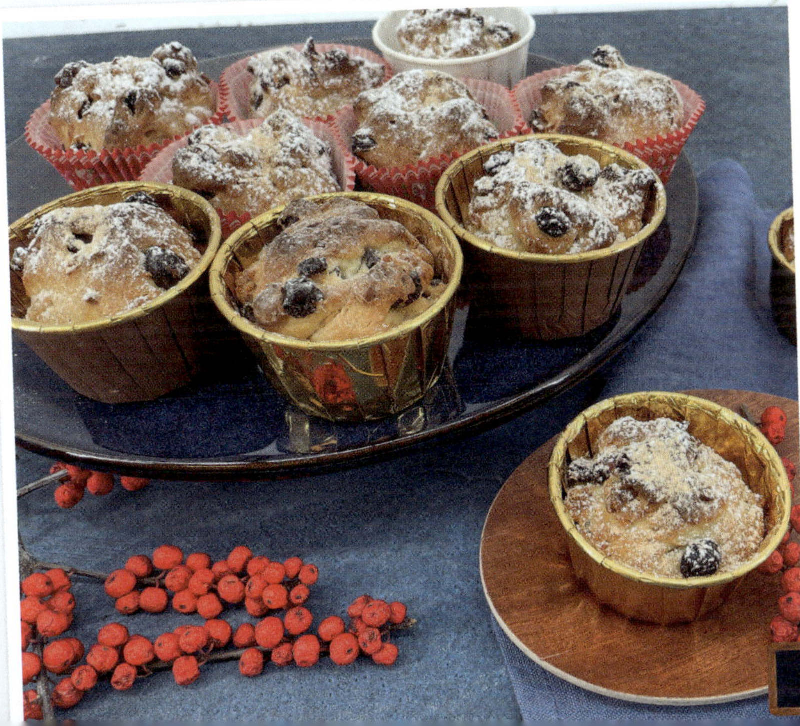

Lampe aus Flaschenkürbis

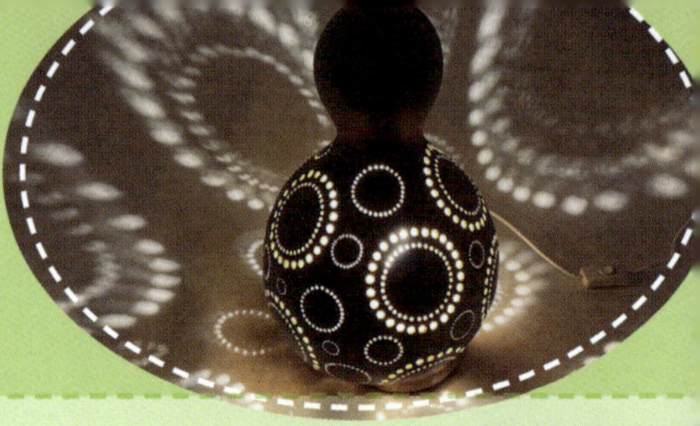

Kreativ-Tipp

Yesim Erdem

Der Winter steht vor der Tür und es wird früher dunkel. Nutzen Sie die kalten Tage, um tolle Stimmungsleuchten aus Flaschenkürbissen herzustellen.

So geht's

1. Einen Flaschenkürbis (Kalebasse) eine halbe Stunde in Wasser legen. Mit Cerankochfeldschaber die aufgeweichte Haut abschaben und mit Stahlwolle reinigen.

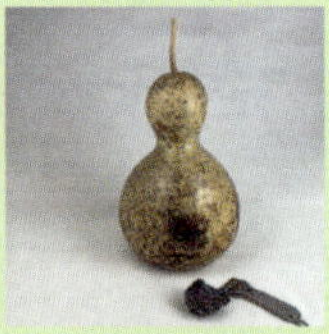

2. Flaschenkürbis unten mit einem Lochbohrer aufbohren. Dies dient der Säuberung und dem Einsetzen der Lampenfassung.

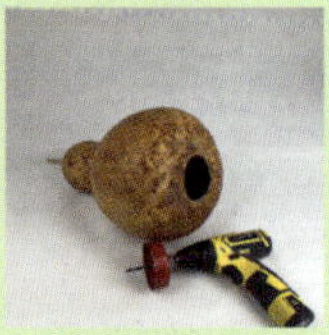

3. Das getrocknete Fruchtfleisch herausnehmen und mit einer Stahlbürste die innere Wand vom Fruchtfleisch befreien.

4. Gewünschtes Motiv auf den Flaschenkürbis zeichnen.

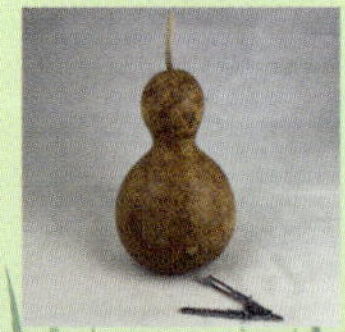

5. Mit einem Akku- oder Präzisionsbohrer das gezeichnete Muster bohren.

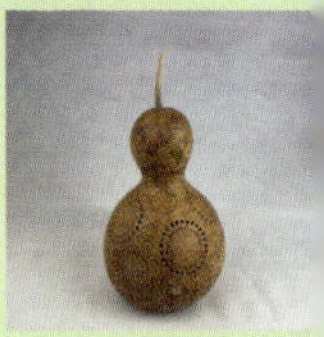

6. In gewünschter Farbe besprühen oder bemalen.

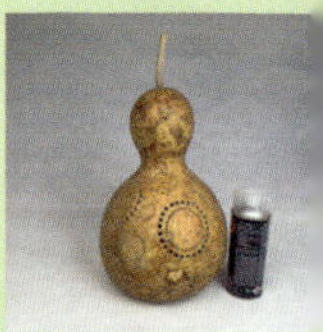

Werkzeug und Material

- Kalebasse, ø 26–27 cm
- Cerankochfeldschaber
- Stahlwolle
- Lochbohrer
- Stahlbürste
- Zirkel
- Akkuschrauber
- Bohrer in verschiedenen Größen (ø 4,7 mm, ø 2,8 mm, ø 1,6 mm)
- Lack, nach Wahl
- Lampensockel
- LED-Leuchtmittel, 4 Watt, klar

Montag **8**

Dienstag **9**

Mittwoch **10**

Donnerstag **11**

Freitag **12**

Samstag **13**

3. Advent

Sonntag **14**

Zu erledigen

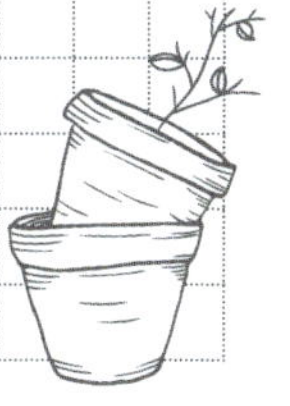

- [ ]
- [ ]
- [ ]

Futter für Vögel selbst herstellen

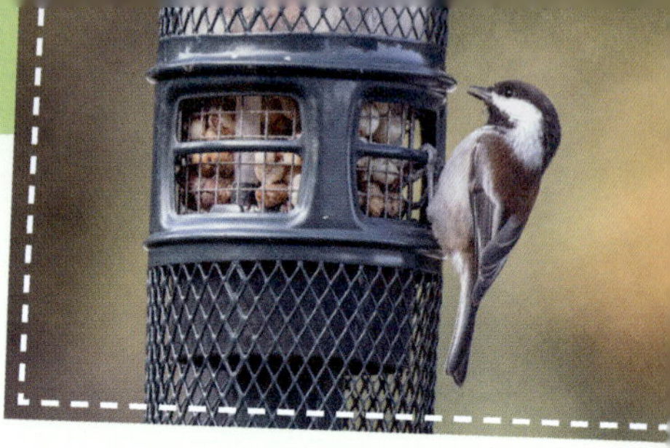

Garten-Tipp

Carsten Weber

Wenn es draußen friert und schneit, kann es für Vögel schwierig werden, genügend Futter zu finden. Wir zeigen Ihnen, wie Sie richtig gutes Futter für Vögel selbst herstellen. Das Grundrezept besteht aus Kokosfett und verschiedenen Körnern wie Sonnenblumenkörnern, Hanf, Leinsamen, geschälten Erdnüssen und Distelsamen. Das Fett wird erhitzt, sodass es flüssig wird. Dann kommen die verschiedenen Samen dazu, bis eine zähe Masse entsteht (Mischungsverhältnis etwa 1:1). 2–3 Löffel Haferflocken können die Masse fester machen. Jetzt kann die Masse in große Ausstechformen gefüllt werden oder in kleine Blumentöpfe, die an einer Kordel aufgehängt werden: dekorativ und wirklich gesund für die Vögel.

Weihnachtssterne richtig pflegen

Pflanzen-Tipp

Silke Wilhelm

Der rote Stern leistet uns gerne Gesellschaft, denn er liebt die Wärme im Wohnzimmer. Mit diesen Tipps haben Sie lange Freude an den Weihnachtssternen.

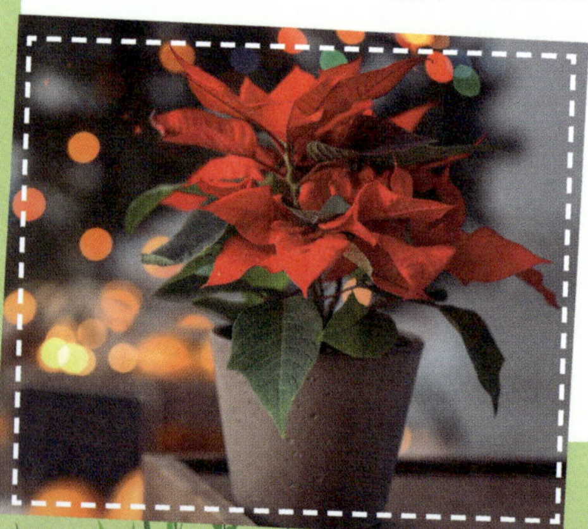

Je heller der Standort, desto mehr Blätter bleiben dran. Falls der gewählte Platz zu dunkel ist, werden die Blätter gelb und fallen ab. Der Wohlfühlbereich liegt bei 15–22 °C. Beim täglichen Lüften der Wohnung und bei frostigen Außentemperaturen den Weihnachtsstern vor Zugluft schützen. Die größte Gefahr droht durch Staunässe. Deshalb einige Zeit nach dem Gießen überflüssiges Wasser aus dem Übertopf entfernen. Ansonsten den Wurzelballen leicht feucht halten.

Zu erledigen

Montag 15

Dienstag 16

Mittwoch 17

Donnerstag 18

Freitag 19

Samstag 20

4. Advent

Sonntag 21

- [ ]
- [ ]
- [ ]

Gebeizter Saibling mit Lebkuchenbröseln und mariniertem Rotkohl

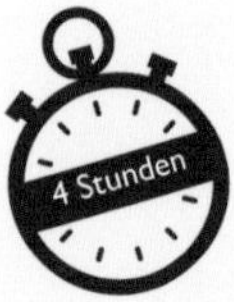

von Martin Gehrlein

Für 4 Portionen

Zutaten

Für Saibling, Dressing und Lebkuchenbrösel

- 2 Saiblingsfilets mit Haut à ca. 350 g
- 500 ml Wasser
- 50 g Meersalz, fein
- 2 Kardamomkapseln
- ½ TL Korianderkörner
- 2 Pimentkörner
- 100 g Lebkuchen
- 2 EL Butter
- ½ Bund Schnittlauch
- 1 kleiner Apfel
- 1 Schalotte
- 75 ml Buttermilch
- 1 TL Honig
- etwas Salz
- etwas Pfeffer aus der Mühle
- 4 EL Olivenöl
- ½ TL Bio-Zitronenschale, fein abgerieben

Für den Rotkohl

- 1 Rotkohl, ca. 800 g
- etwas Salz
- 2 TL Zucker
- 2 Lauchzwiebeln
- 3 EL Rotweinessig
- etwas Pfeffer aus der Mühle
- 1 Pimentkorn, fein gemörsert
- 1 Prise Chili
- 4 EL Olivenöl
- 5 Stiele Petersilie

Zubereitung

1. Für den Saibling 2 Filets trocken tupfen und die Haut abziehen. 500 ml Wasser und 50 g Salz mit dem Stabmixer mixen. Fisch in eine Auflaufform legen und die Salzlake zugeben.
2. 2 Kardamomkapseln, ½ TL Korianderkörner und 2 Pimentkörner grob mörsern und zum Fisch geben, etwas mischen und etwa 1 Stunde beizen.

3. Den Rotkohl putzen, abbrausen und abtropfen lassen. Kohl ohne Strunk in feine Streifen schneiden oder hobeln und in eine Schüssel geben. Je 2 TL Salz und Zucker untermischen und mit Händen kräftig durchkneten, sodass der Kohl weich und glasig wird. Zugedeckt etwa 1 Stunde ziehen lassen.
4. Für die Lebkuchenbrösel 100 g Lebkuchen fein zerkrümeln. 2 EL Butter in einer Pfanne erhitzen, die Lebkuchenbrösel darin unter Wenden kross rösten. Auf Küchenpapier abtropfen lassen.
5. Rotkohl abtropfen lassen. 2 Lauchzwiebeln putzen, abbrausen und fein schneiden. 3 EL Essig, etwas Pfeffer, Piment, eine Prise Chili und 4 EL Olivenöl verquirlen. Das Dressing und die Zwiebeln unter den marinierten Kohl mischen. Mit Salz, Pfeffer und eventuell etwas Zucker und Essig würzig abschmecken.
6. 5 Stiele Petersilie abbrausen, trocken schütteln und die Blätter fein schneiden. Petersilie unter den Krautsalat mischen.
7. Die Saiblingsfilets aus der Salzlake heben, kurz kalt abbrausen und trockentupfen. Filets in Stücke teilen.
8. Für das Buttermilch-Dressing ein halbes Bund Schnittlauch abbrausen, trocken schütteln und fein schneiden. Apfel schälen, entkernen und in sehr feine Würfel schneiden. Schalotte abziehen und ebenfalls sehr fein würfeln.
9. 75 ml Buttermilch, 1 TL Honig, etwas Salz, Pfeffer und 4 EL Olivenöl in einen hohen Mixbecher geben und mit dem Pürierstab kurz verquirlen. Schnittlauch, Schalotten- und Apfelwürfel unterrühren. Den marinierten Kohl nochmals abschmecken.
10. Gebeizten Saibling mit ½ TL Zitronenschale bestreuen. Mit Krautsalat anrichten. Das Dressing über den Saibling träufeln, mit Lebkuchenbröseln bestreuen und alles servieren. Dazu passt Röstbrot.

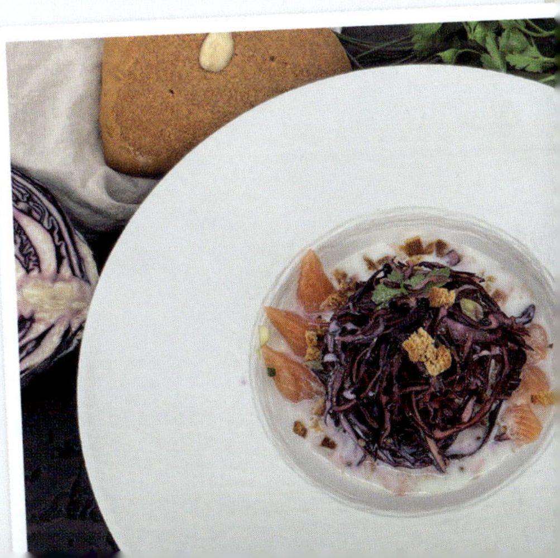

Heißer Hugo

von Natalie Lumpp

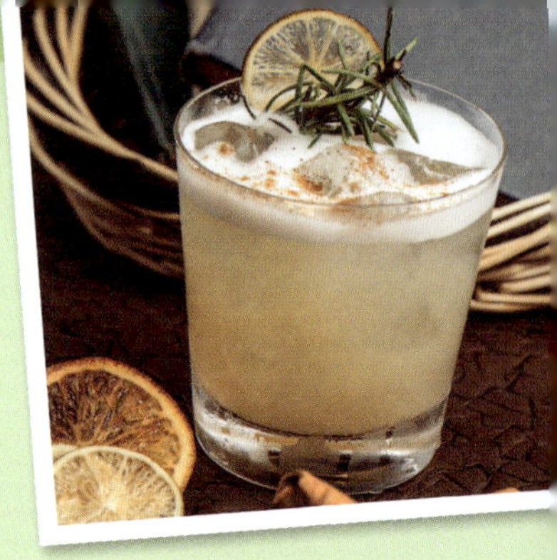

Hugo ist nicht nur ein Trendgetränk im Sommer, sondern schmeckt auch herrlich in der kalten Jahreszeit – nämlich in dieser heißen Variante.

So geht's

0,75 l fruchtigen Weißwein, 6 EL Holunderblütensirup und etwas Zitronensaft in einen Topf geben und sacht erwärmen, aber nicht kochen lassen. Hugo-Mischung in vorgewärmte Gläser oder Tassen aus Glas verteilen. Je einen kleinen Zweig Minze und eine Scheibe Limette dazu geben und sofort servieren.

Alkoholfreier Vanillepunsch

von Natalie Lumpp

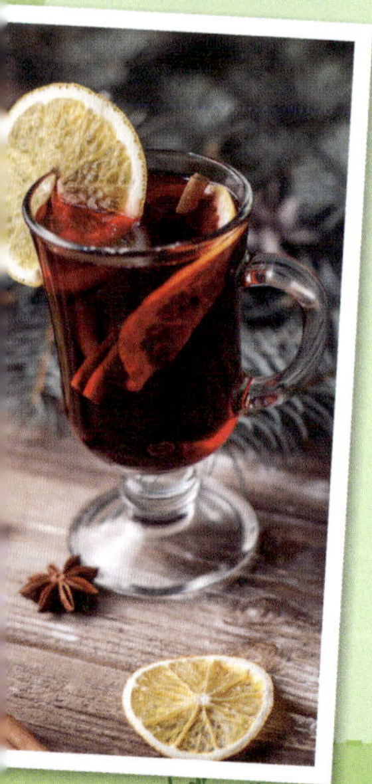

So geht's

6 Gewürznelken in ein Papier-Teesäckchen geben. Eine Vanilleschote längs aufschneiden und das Vanillemark auskratzen. Eine Zitrone halbieren, den Saft auspressen und mit 0,5 l Apfelsaft, 0,25 l Orangensaft, 0,5 l Wasser und 0,25 l schwarzem Tee in einen Topf geben. Vorbereitetes Gewürzsäckchen, Vanilleschote und -mark sowie eine Zimtstange zugeben. Alles sacht erhitzen und ca. 10 Minuten ohne zu kochen ziehen lassen. Zum Schluss Zimtstange, Vanilleschote und Gewürzsäckchen entfernen. 2 EL Honig unterrühren. Punsch nach Belieben mit Muskat aromatisieren und in vorgewärmte Gläser oder Becher verteilen. Sofort servieren.

Montag 22

Dienstag 23

Heiligabend

Mittwoch 24

1. Weihnachtsfeiertag

Donnerstag 25

2. Weihnachtsfeiertag

Freitag 26

Samstag 27

Sonntag 28

Zu erledigen

- [ ]
- [ ]
- [ ]

Tipps für Küchenkräuter im Winter

Garten-Tipp

Birgit Wonneberger

Ein paar Kräuter lassen sich auch im Winter ernten wie Thymian, Rosmarin oder Salbei. Außer diesen wintergrünen und frostharten Sorten haben sich die meisten zurückgezogen oder sind erfroren. Einige Kräuter aber schätzen das Fensterbrett in der Küche besonders und versorgen uns jetzt mit besonderen Aromen! Frische Kräuter wie Petersilie, Minze oder Estragon bekommt man auch im Winter als Pflanzen im Supermarkt. Allerdings überdauern sie nur selten länger als ein oder zwei Wochen: Sie sind zum zügigen Verzehr bestimmt. So halten jetzt gekaufte Kräuter länger:

- Pflanzen Sie die Supermarktkräuter in einen größeren Topf.
- Mischen Sie die Erde beim Umtopfen mit ¼ Tongranulat oder kleinen Steinchen.
- Stellen Sie sie an ein lichtes Fenster.
- Gießen Sie nur vorsichtig von unten und keinesfalls so, dass die Blätter feucht werden.

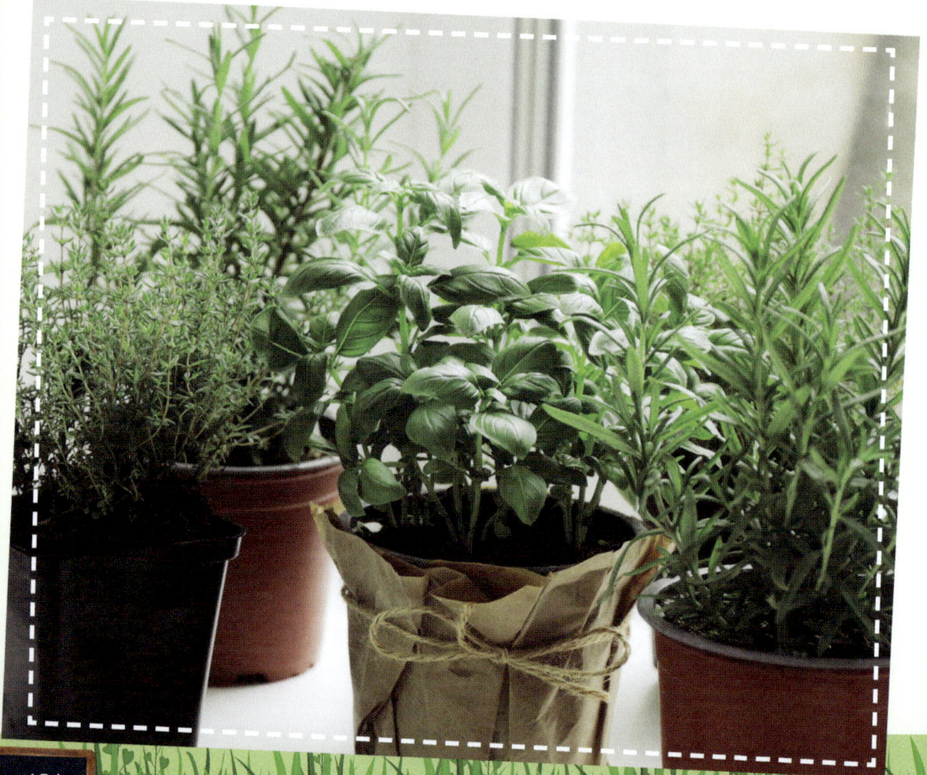

Zu erledigen

Montag 29

Dienstag 30

Silvester Mittwoch 31

Neujahr Donnerstag 1

Freitag 2

Samstag 3

Sonntag 4

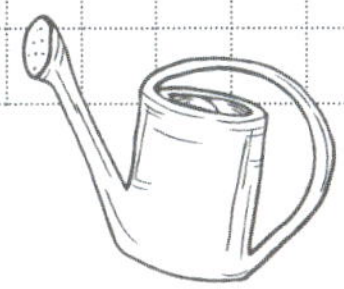

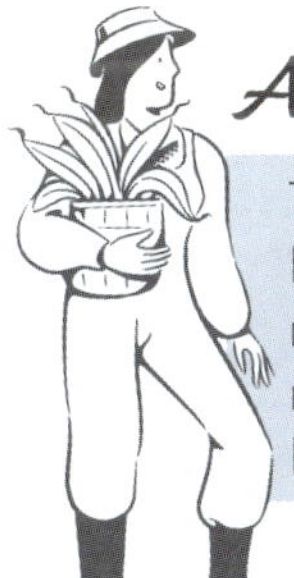

Auflösung

Trockener Nikolaus, milder Winter rund um's Haus.

Schulferien 2025

Deutschland

	Winter	Ostern	Pfingsten
Baden-Württemberg	–	14.04.–26.04.	10.06.–20.06.
Bayern	03.03.–07.03.	14.04.–25.04.	10.06.–20.06.
Berlin	03.02.–08.02.	14.04.–25.04./02.05.	30.05./10.06.
Brandenburg	03.02.–08.02.	14.04.–25.04.	10.06.
Bremen	03.02.–04.02.	07.04.–19.04./30.04./02.05.	30.05./10.06.
Hamburg	31.01.	10.03.–21.03./02.05.	26.05.–30.05.
Hessen	–	07.04.–21.04.	–
Mecklenburg-Vorpommern	03.02.–14.02.	14.04.–23.04.	30.05./06.06.–10.06.
Niedersachsen	03.02.–04.02.	07.04.–19.04./30.04./02.05.	30.05./10.06.
Nordrhein-Westfalen	–	14.04.–26.04.	10.06.
Rheinland-Pfalz	–	14.04.–25.04.	–
Saarland	24.02.–04.03.	14.04.–25.04.	–
Sachsen	17.02.–01.03.	18.04.–25.04.	30.05.
Sachsen-Anhalt	27.01.–31.01.	07.04.–19.04.	30.05.
Schleswig-Holstein	–	11.04.–25.04.	30.05.
Thüringen	03.02.–08.02.	07.04.–19.04.	30.05.

	Sommer	Herbst	Weihnachten
Baden-Württemberg	31.07.–13.09.	27.10.–30.10./31.10.	22.12.–05.01.
Bayern	01.08./ 04.08.–15.09.	03.11.–07.11.	22.12.–05.01.
Berlin	24.07.–06.09.	20.10.–01.11.	22.12.–02.01.
Brandenburg	24.07.–06.09.	20.10.–01.11.	22.12.–02.01.
Bremen	03.07.–13.08.	13.10.–25.10.	22.12.–05.01.
Hamburg	24.07.–03.09.	20.10.–31.10.	17.12.–02.01.
Hessen	07.07.–15.08.	06.10.–18.10.	22.12.–10.01.
Mecklenburg-Vorpommern	28.07.–06.09.	02.10./20.10.–25.10./03.11.	22.12.–05.01.
Niedersachsen	03.07.–13.08.	13.10.–25.10.	22.12.–05.01.
Nordrhein-Westfalen	14.07.–26.08.	13.10.–25.10.	22.12.–06.01.
Rheinland-Pfalz	07.07.–15.08.	13.10.–24.10.	22.12.–07.01.
Saarland	07.07.–14.08.	13.10.–24.10.	22.12.–02.01.
Sachsen	28.06.–08.08.	06.10.–18.10.	22.12.–02.01.
Sachsen-Anhalt	28.06.–08.08.	13.10.–25.10.	22.12.–05.01.
Schleswig-Holstein	28.07.–06.09.	20.10.–30.10.	19.12.–06.01.
Thüringen	28.06.–08.08.	06.10.–18.10.	22.12.–03.01.

Österreich

	Ostern	Pfingsten	Sommer	Herbst	Weihnachten
Burgenland	12.04.–21.04.	07.06.–09.06.	28.06.–31.08.	27.10.–31.10.	24.12.–06.01.
Kärnten	19.03./23.03.–01.04.	07.06.–09.06.	05.07.–07.09.	27.10.–31.10.	24.12.–06.01.
Nieder-österreich	23.03.–01.04.	07.06.–09.06.	28.06.–31.08.	27.10.–31.10.	24.12.–06.01.
Ober-österreich	23.03.–01.04.	07.06.–09.06.	05.07.–07.09.	27.10.–31.10.	24.12.–06.01.
Salzburg	23.03.–01.04.	07.06.–09.06.	05.07.–07.09.	27.10.–31.10.	24.12.–06.01.
Steiermark	19.03./23.03.–01.04.	07.06.–09.06.	05.07.–07.09.	27.10.–31.10.	24.12.–06.01.
Tirol	19.03./23.03.–01.04.	07.06.–09.06.	05.07.–07.09.	27.10.–31.10.	24.12.–06.01.
Vorarlberg	19.03./23.03.–01.04.	07.06.–09.06.	05.07.–07.09.	27.10.–31.10.	24.12.–06.01.
Wien	23.03.–01.04.	07.06.–09.06.	28.06.–31.08.	27.10.–31.10.	24.12.–06.01.

Schweiz

	Sportferien	Frühling	Sommer	Herbst	Weihnachten
Aargau		07.04.–18.04.	21.07.–08.08.	29.09.–10.10.	22.12.–02.01.
Basel-Land	01.03.–17.03.	12.04.–28.04.	28.06.–11.08.	27.09.–13.10.	20.12.–05.01.
Basel-Stadt	01.03.–15.03.	12.04.–26.04./30.05.	28.06.–09.08.	27.09.–11.10.	20.12.–03.01.
Bern	–	05.04.–20.04.	05.07.–10.08.	20.09.–12.10.	20.12.–04.01.
Freiburg	03.03.–07.03.	18.04.–02.05./30.05.	07.07.	–	–
Genf	24.02.–28.02.	18.04.–02.05./29.05./09.06.	30.06.–17.08.	20.10.–24.10.	22.12.–02.01.
Jura	24.02.–28.02.	18.04.–02.05./09.06./19.06./23.06.	07.07.–15.08.	06.10.–17.10.	22.12.–02.01.
Luzern	22.02.–09.03.	18.04.–04.05.	05.07.–17.08.	27.09.–12.10.	20.12.–04.01.
Neuenburg	24.02.–28.02.	18.04.–25.04./30.05.	07.07.–15.08.	06.10.–17.10.	22.12.–02.01.
Obwalden	27.02.–09.03.	18.04.–04.05.	28.06.–10.08.	04.10.–26.10.	24.12.–06.01.
Schaffhausen	25.01.–09.02.	12.04.–27.04.	05.07.–10.08.	–	–
Solothurn	03.02.–14.02.	07.04.–18.04.	07.07.–08.08.	–	–
Thurgau	27.01.–02.02.	07.04.–21.04./29.05.–09.06.	07.07.–10.08.	06.10.–19.10.	22.12.–04.01.
Uri	22.02.–09.03.	18.04.–21.04./26.04.–11.05.	05.07.–17.08.	04.10.–19.10.	20.12.–06.01.
Waadt	15.02.–23.02.	12.04.–27.04.	28.06.–17.08.	11.10.–26.10.	20.12.–04.01.
Wallis	24.02.–07.03.	12.05.–16.05.	–	–	–
Zürich	01.02.–16.02.	12.04.–27.04./29.05.–01.06.	09.06./19.06./05.07.–17.08.	04.10.–19.10.	20.12.–04.01.

Jahresübersicht 2026

Januar

Mo	Di	Mi	Do	Fr	Sa	So
			1	2	3	4
5	6	7	8	9	10	11
12	13	14	15	16	17	18
19	20	21	22	23	24	25
26	27	28	29	30	31	

Februar

Mo	Di	Mi	Do	Fr	Sa	So
						1
2	3	4	5	6	7	8
9	10	11	12	13	14	15
16	17	18	19	20	21	22
23	24	25	26	27	28	

März

Mo	Di	Mi	Do	Fr	Sa	So
						1
2	3	4	5	6	7	8
9	10	11	12	13	14	15
16	17	18	19	20	21	22
23	24	25	26	27	28	29
30	31					

April

Mo	Di	Mi	Do	Fr	Sa	So
		1	2	3	4	5
6	7	8	9	10	11	12
13	14	15	16	17	18	19
20	21	22	23	24	25	26
27	28	29	30			

Mai

Mo	Di	Mi	Do	Fr	Sa	So
				1	2	3
4	5	6	7	8	9	10
11	12	13	14	15	16	17
18	19	20	21	22	23	24
25	26	27	28	29	30	31

Juni

Mo	Di	Mi	Do	Fr	Sa	So
1	2	3	4	5	6	7
8	9	10	11	12	13	14
15	16	17	18	19	20	21
22	23	24	25	26	27	28
29	30					

Juli

Mo	Di	Mi	Do	Fr	Sa	So
		1	2	3	4	5
6	7	8	9	10	11	12
13	14	15	16	17	18	19
20	21	22	23	24	25	26
27	28	29	30	31		

August

Mo	Di	Mi	Do	Fr	Sa	So
					1	2
3	4	5	6	7	8	9
10	11	12	13	14	15	16
17	18	19	20	21	22	23
24	25	26	27	28	29	30
31						

September

Mo	Di	Mi	Do	Fr	Sa	So
	1	2	3	4	5	6
7	8	9	10	11	12	13
14	15	16	17	18	19	20
21	22	23	24	25	26	27
28	29	30				

Oktober

Mo	Di	Mi	Do	Fr	Sa	So
			1	2	3	4
5	6	7	8	9	10	11
12	13	14	15	16	17	18
19	20	21	22	23	24	25
26	27	28	29	30	31	

November

Mo	Di	Mi	Do	Fr	Sa	So
						1
2	3	4	5	6	7	8
9	10	11	12	13	14	15
16	17	18	19	20	21	22
23	24	25	26	27	28	29
30						

Dezember

Mo	Di	Mi	Do	Fr	Sa	So
	1	2	3	4	5	6
7	8	9	10	11	12	13
14	15	16	17	18	19	20
21	22	23	24	25	26	27
28	29	30	31			

Impressum

FOTOS: SWR (S. 16, S. 17, S. 18, S. 34, S. 40, S. 44, S. 45, S. 46, S. 50, S. 52, S. 54, S. 60, S. 62, S. 67, S. 70, S. 71, S. 75, S. 89, S. 92, S. 94, S. 95, S. 101, S. 104, S. 111, S. 121, S. 122, S. 129, S. 133, S. 141, S. 145, S. 151); Karolin Happel (S. 136); Lisa Vöhringer (S. 53); Yesim Erdem (S. 146); Freepik (Illustrationen, Hintergründe, Monatsübersichtsseiten, S. 3, S. 4, S. 5, S. 8, S. 9, S. 10, S. 11, S. 12, S. 13, S. 14, S. 15, S. 20, S. 22, S. 24, S. 25, S. 28, S. 35, S. 36, S. 38, S. 40, S. 42, S. 48, S. 50, S. 54, S. 56, S. 58, S. 64, S. 66, S. 68, S. 76, S. 78, S. 80, S. 82, S. 86, S. 90, S. 92, S. 96, S. 105, S. 106, S. 108, S. 112, S. 114, S. 116, S. 118, S. 124, S. 126, S. 130, S. 134, S. 138, S. 142, S. 148, S. 152, S. 154); Frechverlag (S. 2, S. 19); AdobeStock (S. 30, S. 96, S. 98, S. 102)

REZEPTE: Nadine Hoffmann (S. 24), Melina Ebert (S. 25, S. 130), Maike Fröhlich (S. 25), Martin Gehrlein (S. 34, S. 104, S. 128/129, 150/151), Stefanie Ackermann (S. 35, S. 42), Sabrina Dürr (S. 40, S. 50), Jens Jakob (S. 44/45), Björn Deinert (S. 46, S. 54, S. 92), Stina Spiegelberg (S. 52, S. 122), Caroline Autenrieth (S. 60, S. 67, S. 100/101), Eberhard Braun (S. 62), Lisa Rudiger (S. 70/71, S. 95), Rainer Klutsch (S. 74/75, S. 120/121, S. 140/141), Timo Böckle (S. 88/89, S. 110/111), Stefanie Biedermann (S. 94, S. 144/145), Sven Bach (S. 124), Roman Schäfer (S. 132/133), Natalie Lumpp (S. 152)

TEXTE: Die Inhalte dieses Buches wurden von Redakteur:innen sowie Expert:innen der TV-Sendung Kaffee oder Tee erstellt und für dieses Kalenderbuch aufbereitet. Der Aussaatkalender basiert auf Angaben des aid Infodienst Ernährung, Landwirtschaft, Verbraucherschutz e. V. i. L.

COVERGESTALTUNG: Eva Hook
PRODUKTMANAGEMENT: Melissa Behnke, Lara Franke
HERSTELLUNG: Petra Theilfarth
SATZ: Arnold & Domnick, Leipzig
DRUCK und BINDUNG: PNB Print Ltd, Lettland

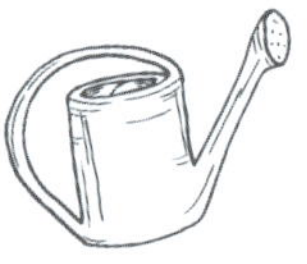

Buch zur Fernsehproduktion Kaffee oder Tee des SWR in Zusammenarbeit mit der SWR Media Services GmbH

1. Auflage 2024

ISBN: 978-3-7358-5272-4 • Best.-Nr. 25272

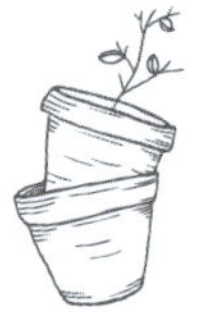

MIX
Papier | Fördert gute Waldnutzung
FSC® C084698

Penguin Random House Verlagsgruppe
FSC® N001967

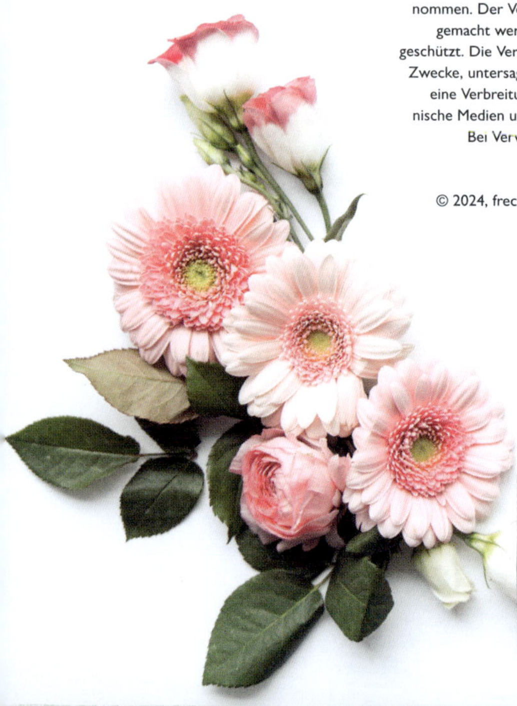

Die DigiBib – Alle Updates für dich

Hier findest du alle aktuellen Infos zu deinem Produkt, außerdem Extras, Videos, Vorlagen und mehr!

www.topp-kreativ.de/digibib

Freischaltcode: 51778